100歳まで動ける体

50代から始めても大丈夫！

リーボック クロスフィット ハート&ビューティマスタートレーナー
ニコラス・ペタス

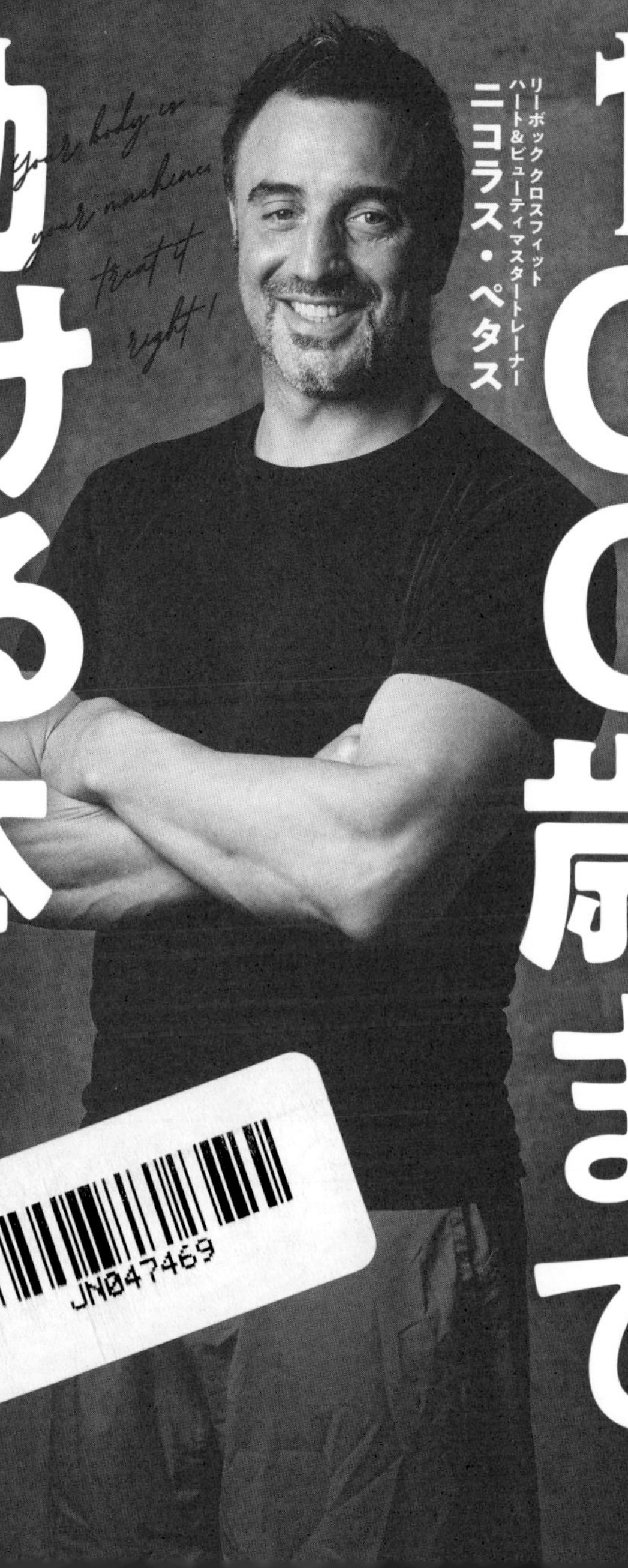

講談社

はじめに
～骨折17回、両脚人工股関節。それでも僕が運動し続ける理由

２０１３年、僕は東京・港区に「クロスフィット　ハート&ビューティー」というジムをオープンさせました。それから７年。多くの方々と出会ってきました。**通ってくれるお客さんは、10代から70代までのまさに老若男女。**朝６時からジムに来て汗を流して笑顔で出勤していく方もいますし、仕事帰りに寄ってくれる方もいます。

彼らがジムを訪れる理由はさまざまです。**運動不足を感じていたから。ダイエットをしたいから。筋肉をつけたいから。取り組んでいる競技のパフォーマンスを上げたいから。健康診断時にドクターに運動をすすめられたから。**――本書を手にとってくださった方も、同じようなことを感じているのではないでしょうか。

ジムの名にある「クロスフィット」とは、詳しくはあらためて後述しますが、日常生活における動作のパフォーマンスと、全身の機能向上を目的としたフィットネス。半年、１

年と定期的にジムに通ってもらえれば、間違いなく体の動きが改善します。重たいものをまったく持てなかった人がバーベルをガンガン挙げるようになったり、歩くのでさえ体が重たそうだった人が軽々と高さのある箱に跳び乗れるようになったり、という変化が起こります。

ジムのオープン以来、**正しい方法で継続的に体を動かしていれば、老若男女を問わず身体能力は向上するというのを、文字通り目の当たりにしてきました。**

フィットネスを通じて「動ける体」を手にしていく人たちの姿を見ることができるのはとても嬉しいことなのですが、一方で、現代人は明らかに運動不足なのだろうということにも気づかされました。

痩せたいとジムにやってくる女性の多くは削る必要がある部分はほとんどなく、筋肉が足りないことがほとんどです。脂肪たっぷりのお腹を抱え、走ることもままならない男性もたくさんやってきます。

それは何も特別なことではありません。運動する時間をとらずに、ごくごく一般的な生活を送っていると、運動不足になるのが現代なのです。現代を生きる以上、健康であるためには運動をしなければならない。そう確信したのが、本書を書くきっかけになりました。

目指すのは「戦うための体」より「動ける体」

ジムのオーナー兼トレーナーとなる前、僕は格闘家でした。初めてK－1のリングに立ったのは1998年のこと。1993年に、打撃系立ち技格闘技の世界一を決める大会としてスタートしたK－1は、1996年にテレビの全国ネット放送が始まり、ゴールデンタイムに進出。1997年には三大ドームツアー（ナゴヤドーム、大阪ドーム、東京ドーム）が開催され、まさに人気絶頂といったタイミングでした。

1988年、15歳のときに極真会館デンマーク支部に入門し、本格的に空手を始めた僕は、1991年に来日し、極真会館総本部の若獅子寮に入り、内弟子に。ただただ上達したいという気持ちで稽古に励みました。

目標の1つだった全日本選手権では優勝することができませんでしたが、1995年のヨーロッパ選手権の重量級で優勝、全世界空手道選手権では5位という成績をおさめることができました。一心不乱に空手に打ち込んでいたことが、K－1からのオファーにつながったのだと思います。

K－1のリングは本当にタフなものでした。世界中から腕に覚えのある選手ばかりが集まるのだから仕方がありませんが、試合は勝っては負けての繰り返し。ヘビー級の選手たちの打撃は、破壊力抜群で、ブロックしても衝撃を完全に打ち消すことはできません。K－1 JAPAN GP優勝という華やかな思い出がある一方で、常にケガとの戦いでもありました。

引退をするまでの10年間、取り組んでいたのは、ひたすら戦うための体作りです。どうやったらパワーを出せるか。どうすればパンチやキックのスピードを上げることができるか。体を守るための筋肉をどのようにつけるか。その上で3分3ラウンド、場合によっては延長戦を戦いきるためのスタミナをどう養うか。そんなことを考えながらトレーニングをしていました。

健康的な日常生活を送るレベルでは必要のない極端なトレーニングだったと、今ではわかります。事実、クロスフィットと出合ったときに、僕は衝撃を受けました。引退したとはいえ、元K－1ファイターです。それなりに体力には自信があったのですが、日常生活における動作のパフォーマンスの向上を1つの目的とするクロスフィットの世界では、できないことが想像以上に多かったのです。

日常生活のパフォーマンスとは、歩く、起き上がる、持ち上げる、押す、引くなど。誰にとっても日々、死ぬまで必要な動作です。**「戦うための体」と「動ける体」は別のもの。以来、僕は「動ける体」を目指してトレーニングを続けています。**

フィットネスは特別なものではない

フィットネスは、特殊な人たちのものだと思っている人もいるかもしれません。たとえば、アスリートを目指している人、学生時代に体育会系の部活に所属していた人、スポーツを趣味にしている人、運動神経に恵まれている人など。

けれども、**フィットネスはけっして特別なものではありません。現代を生きるすべての人に必要なものなのです。**

僕は格闘家時代に17回の骨折を経験しています。中には長い入院とリハビリ生活を余儀なくされる大きなケガもありました。現在は、両脚とも人工股関節です。これは、格闘家時代の酷使の影響で骨が変形し軟骨がすり減ってしまったためです。

これらのケガとリハビリ生活で学んだのは、筋肉は使わないとみるみる小さく弱くなってしまうということ。そして正しくトレーニングをすれば、再び元に戻るということです。ケガをしたからもう運動しないほうがいい、ということはけっしてないのです。健康に体を動かし続けたければ、運動し続けるのが一番だということを、僕はファイターからトレーナーへと転身する間、身をもって学びました。

「人生100年時代」と言われるように平均寿命は延びています。それどころか僕は「120歳まで健康的に生きる」という目標を持っています。みなさんにも、長生きしたい、寝たきりになりたくない、老後も健康でいて自分の趣味を楽しみたい、といった望みがあるのではないでしょうか。それらの願望を実現するためには、間違いなくフィットネスが必要なのです。

不自由なく日常生活を送れていると、年をとって体が自分の思うように動いてくれなくなることを想像するのは難しいことです。しかし、今、どれほど元気だとしても、ちょっとした健康上の理由やケガで体を動かすことが減っていくと、あっという間に衰えます。そして、その健康上の不調やケガを招く原因こそ、運動不足。むしろ**運動にあまり縁のない人こそ、今すぐフィットネスをスタートするべきだと言えるかもしれません。**

フィットネスは生涯続けていくべきもの

日本は学生スポーツが盛んな国。学生時代に部活動でスポーツに励んだという方も多いでしょう。とても素晴らしいことだと思うのですが、卒業をきっかけにスポーツから離れてしまう人が多いのは残念です。

高校や大学でやりきったから、社会人になって忙しくなったから、といったことが理由になって、スポーツも卒業してしまうのかもしれません。真剣に競技に打ち込んでいた人ほど、燃え尽き症候群のようになってしまうのかもしれませんし、もうハードなことはやりたくない、と思うのかもしれません。学生時代に競技に打ち込んでいるとき、それを生涯スポーツだと思っている人は圧倒的に少数派でしょう。

しかし、**学生スポーツに引退があったとしても、運動すること自体を引退する必要はまっ**

たくありません。フィットネスは生涯続けていくものだからです。

トップレベルで活躍したアスリートであったとしても5年、10年と運動をしなければ、その面影がない体型や運動レベルになってしまうものです。筋肉は使わなければ小さくなってしまいますし、体を動かさなければ関節の可動域は狭くなってしまいます。カロリーオーバーの食生活を続ければ体に脂肪がつきます。とてもシンプルな話です。

病気になったり要介護になったりすれば当然、医療費や介護費がかかります。長生きするためには、「動ける体」をキープすることが大前提。そのためには**フィットネスで体に適度な刺激を与え続けることが、唯一かつコストパフォーマンスの高い方法なのです。**

健康であることの真価

2020年、新型コロナウイルス感染症が世界的に大流行しました。日本でも緊急事態宣言が出され、不要不急の外出自粛が要請される事態となりました。

未知のウイルスの出現によって、僕自身もそうですが、健康であることの素晴らしさ、ありがたさをあらためて感じた方も多いと思います。

東京都からの営業自粛要請に伴い、ウチのジムもクローズしていたのですが、この経験がさらに、フィットネスが人々にとっていかに重要なものなのかを、再確認させてもくれました。

緊急事態宣言下でも、健康維持のための散歩やランニングは認められていました。これだけでも、日常的に体を動かすことがどれだけ大切か、言い換えれば運動をしないことがどれだけ健康に悪影響を及ぼすかということがわかるのではないでしょうか。

また、慢性の肺の病気や重い心臓病に加えて、糖尿病、高血圧、それから肥満、喫煙者の人は、新型コロナウイルスに感染した場合、重症化のリスクが高いと言われています。2型糖尿病や、高血圧、肥満は、定期的かつ継続的な運動と食生活の改善によって、予防・改善を見込めるものです。日々、健康的な生活を送ることが、ウイルスから身を守ることにつながるということが知られるようになりました。

細菌やウイルスに対抗するための免疫力も注目されています。免疫力は思春期にピークを迎えて20代くらいまで維持され、40代以降は加齢とともに低下すると言われています。

もちろん低下の度合には個人差があるので、なるべく免疫力を高く維持するための生活を送ることが大切です。免疫力維持に必要なのは、ストレスをなるべく避けること、栄養バランスのよい食生活および腸内環境の改善、そして適度な運動だと言われています。

ウイルス感染の予防、感染した際に重症化のリスクが高い生活習慣病の予防という観点からも、フィットネスはとても重要なのです。1つのウイルスの流行が終わっても、またいつか新しいウイルスが流行する可能性はあります。だからこそ常に備えておくことが大切です。

本書ではK－1ファイターとして体を酷使したことで得られた貴重な経験、クロスフィットジムのオーナー兼トレーナーとしてトップアスリートから一般人まで幅広く指導してきたことで獲得した知見を、みなさんにお伝えします。運動をしたいけれど始められないでいる人、運動を始めてみても続かない人が、長くフィットネスを続けられるようになるためのコツやヒントを伝えられればと思っています。健康のために僕が実践している食事術や、運動ビギナーも今すぐ始められて少しずつ「動ける体」に変わるためのトレーニングも紹介します。

あなたもきっと、フィットネスが好きになるはずです！

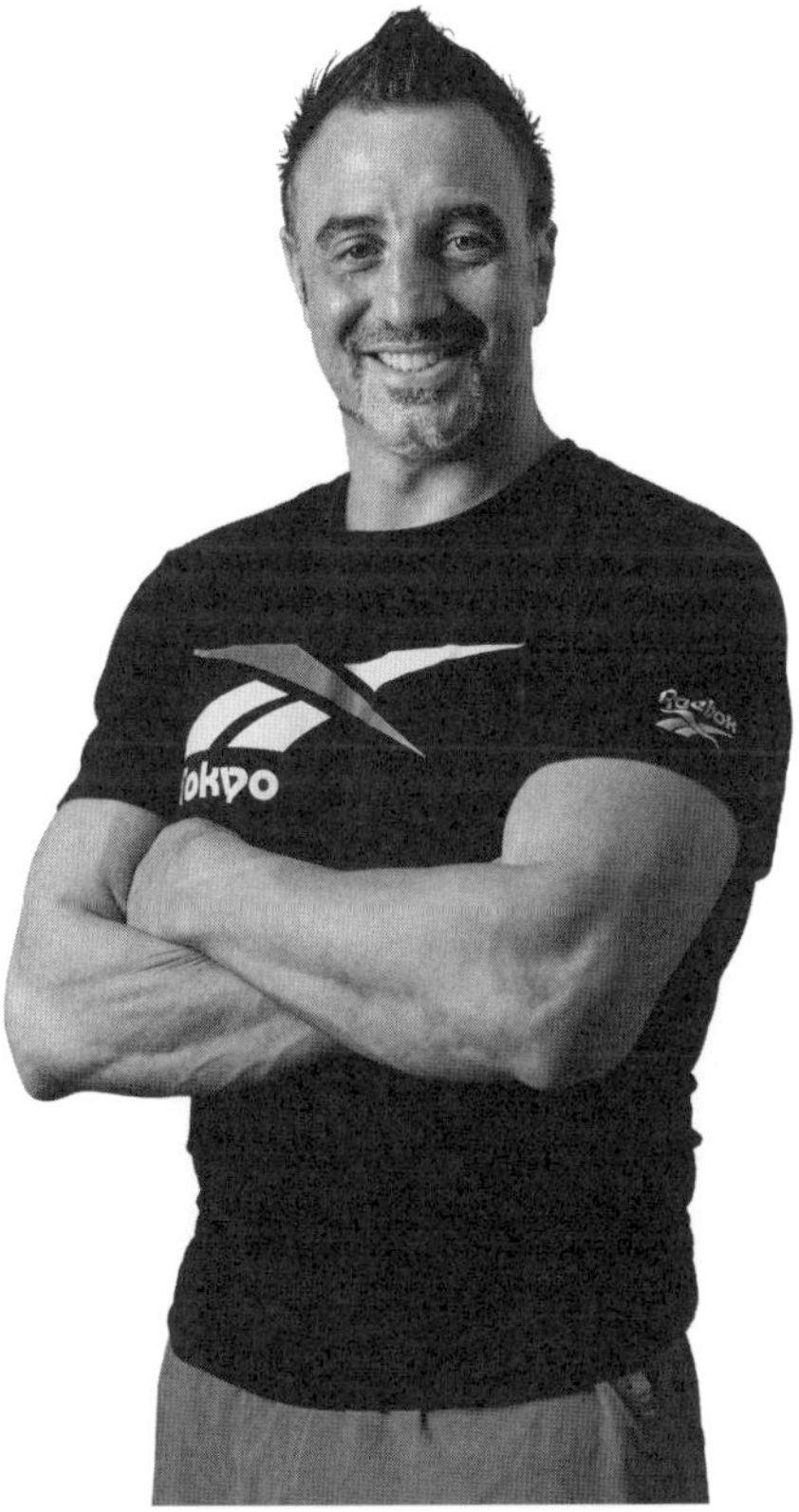

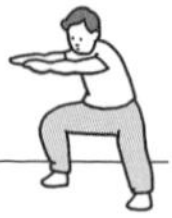

CHAPTER 1

何歳からでも運動を始めたほうがいい理由

CHAPTER 2 「動ける体」で人生が変わる

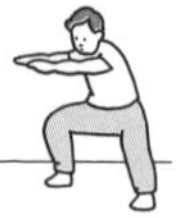

CHAPTER 3

自分の体の主導権を握ろう

CHAPTER 4

ペタス流・100歳まで生きる食事術

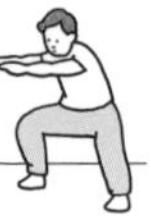

CHAPTER 5

ゼロから始める！　一生動ける体を作るプログラム

CHAPTER 1

何歳からでも運動を始めたほうがいい理由

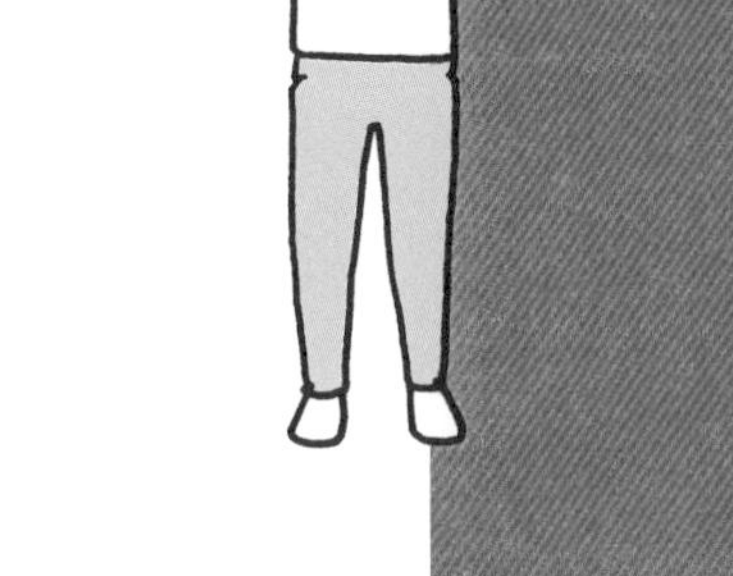

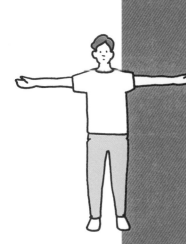

誰にとっても運動習慣が必要な時代

元ファイターで、現在はジムのオーナー兼トレーナーである僕が、みなさんに運動をすすめたい理由。それは、筋肉ムキムキの体になってほしいからでも、ダイエットをしてほしいからでもありません。フィットネスが誰にとっても必要なことだからです。

「人生100年時代」と言われますが、僕は100歳どころか120歳まで元気に生きるつもりです。**ただ長生きするだけでなく、最後まで自分の脚で立って、歩ける人生を送りたい**のです。

最近「健康寿命」という言葉をよく聞きます。健康寿命とは、健康上の問題がない状態で日常生活を送れる期間のこと。2016年の厚生労働省の調査によれば、この健康寿命と平均寿命の間には、かなりの差があります。男性は平均寿命が80・98歳で、健康寿命が72・14歳、女性は平均寿命が87・14歳で、健康寿命が74・79歳だそうです。つまり、人生は長くなっても、最後の8~12年は、支援や介護を必要とするなど、健康上の問題で日常生活に制限のある生活を送っている人が多い、ということです。

何度も手術やリハビリを繰り返し、両脚とも人工股関節の僕だからこそ言いますが、長生きするからには、寝たきりではなく、自分の脚でいつまでも歩ける状態でいたい。そして、それは自分の心がけ、つまり自分の体に意識を向けるか向けないか次第なのです。

ロコモティブシンドロームという言葉をご存知でしょうか。日本語で言うと、運動器症候群。筋肉や関節、骨などの運動器が衰え、立つ、歩くといった日常動作がスムーズにできなくなり、要介護のリスクが高まる状態のことです。介護と聞くと、自分はまだ若いから関係ない、元気だから問題ないと思う人も多いでしょう。しかし、厚生労働省の調査によれば、**40歳以上の男女の5人に4人が、ロコモもしくはその予備軍であると言われています**。どうしてそんなことになっているのでしょうか。

運動習慣のない人の筋肉量は、20歳前後をピークとして、年間1%ずつ減少していくといわれています。普通に暮らしているだけで、筋肉が減っていってしまうなんて、なかなか想像しにくいかもしれません。少し、普段の生活を振り返ってみましょう。

出勤や日々の移動。多くの人は、電車やバスなどの公共の交通機関か、クルマに頼っているのではないでしょうか。正直な話、僕もクルマでの移動が多いです。駅に着いてホームに行くとき、電車を降りて改札に行くとき、みなさんは階段を使っていますか？　エスカレーターは行列なのに、階段はガラガラという状況が当たり前の光景です。オフィスビル内での移動はエレベーターで、デスクワークが中心の人だと、今日は1日中椅子に座っていたなんていうこともありそうです。食事のデリバリーサービスも発達していますし、日用品の買い物だって、インターネットで済ませることができます。世の中の便利なサービスを駆使すれば、ほとんど家を出ないなんていうこともできてしまいますよね。運動習慣がないと筋肉が減ってしまうことがイメージできるのではないでしょうか。

また、現代人は、糖尿病、高血圧、肥満症、高脂質血症などの生活習慣病にも悩まされています。生活習慣病とは、その名の通り、食事、運動、嗜好といった日常の生活習慣が原因になるもの。**運動を避けると病気になるリスクが高い**ということです。

生活習慣病も、ロコモと同じように人ごとだと思っている人が多いかもしれません。しかし、2016年に厚生労働省が発表した「国民健康・栄養調査」の結果によると、糖尿病有病者、糖尿病予備軍は、それぞれ1000万人いると推計されています。糖尿病は、動脈硬化、神経障害、腎症、網膜症など、さまざまな合併症を引き起こす病気ですから、甘く見てはいけません。生活習慣病は、初期に自覚症状がなく、気がつくと進行していることが多いと言われています。食生活に気を配りながら、日々体を動かしておくことが、生活習慣病予防には大切なことです。

骨密度が低下し、骨がもろくなる骨粗鬆症《こつそしょうしょう》。以前は高齢者だけの病気だと考えられていましたが、最近は若い女性の間にも増えているのだとか。原因は極端なダイエットによるカルシウムやビタミンDといった栄養素の不足。それから運動不足も原因になるそうです。想像以上に運動不足による体のトラブルは身近なものなのです。

医療はこれからもますます発達していくでしょうから、平均寿命はもっと延びることも考えられます。しかし、最後まで人生を楽しむためには、あわせて健康寿命も延ばすことが必要。だから僕は将来の自分のためにも、毎日フィットネスを楽しんでいるのです。

運動不足は肩こりや腰痛にもつながります

肩こりと腰痛。これも現代人の大きな悩みでしょう。肩こりの原因は、長時間のパソコン作業やスマホ姿勢、重い荷物の運搬、眼精疲労、ストレスなど、さまざまなことが考えられますが、肩や首の周辺の筋肉が硬くなって血流が悪くなることが、大きな要因となっていることは明らかです。マッサージやストレッチをして一時的に症状が軽くなるのは、筋肉の緊張がほぐれ、血流がよくなるから。ということは、日々適度な運動をして、肩や首の周辺の筋肉が硬くならないように気をつければ、肩こりが予防できるともいえます。

筋力不足も肩こりの原因になります。成人の頭部は、約5~6kgの重さがあります。2ℓのペットボトルが3本分ですから、なかなかの重さです。たとえば体幹部分の筋力が不足していると、立っているときも座っているときも猫背気味になり、少し頭が前に出たような状態になります。すると、本来なら体全体で支えるべき頭部の重さを、首や肩の筋肉が頑張って支えなくてはいけなくなります。これでは肩がこっても仕方ないでしょう。

2013年に厚生労働省が発表した推計によると、腰痛を持っている人は日本全国で2800万人以上。たくさんの人が腰痛に悩まされています。肩こりと同じく、腰痛も原因はさまざま。椎間板ヘルニアや脊柱管狭窄症《せきちゅうかんきょうさくしょう》、内臓疾患などの重大なものは、画像診断や検査で判明しますが、原因のわからない腰痛も多いようです。一方で、運動不足、筋力不足が腰痛につながることも事実です。

デスクワークが中心で、座っている時間が長い人は、臀部《でんぶ》や背中の筋肉が硬くなってしまうことが多く、血流も低下します。それを防ぐためには、こまめに立つこと、歩くこと、定期的に運動することが大切です。

また、体幹部の筋力が不足していると、頭部、上半身の重さを支えられなくなり、腰椎に過剰な負荷がかかって痛みにつながることがあります。逆に言えば、腹筋や背筋を鍛えておくことが、腰痛予防になるということです。

ちなみに、歩く、走る、起き上がる、拾う、持ち上げる、押す、引く、跳ぶといった日常生活で繰り返し行われる動作をベースにしたクロスフィットを続けていると、自然と体幹が鍛えられ、姿勢も改善されます。だからこそ、「クロスフィットを始めて、肩こり、腰痛がなくなりました」という人も多いのでしょう。

大切なのは見た目ではなくパフォーマンス

運動を始めようと思う理由は人それぞれ。運動不足を実感した、健康診断で思わしくない結果が出た、お腹がポッコリと出てきた、友人に誘われた。ウチのジムに相談にやってくる人も、みなさんそれぞれの理由を抱えてやってきます。その中でも一番多いのが「ダイエットをしたい」というもの。憧れのモデルさんやタレントさんのようになりたいという方が、たくさんやってきます。とくに女性はその傾向が強いと感じています。

ダイエットをしたいとジムにやってくる人のほとんどが、僕から見ると痩せる必要がまったくないどころか、もっと線を太くしたほうがいいと感じる体型です。脚や腕を細くしたい、ウエスト周りをシャープにしたいという人に対しても、細くなる必要がないと感じたら、僕ははっきりと告げます。あなたはそれ以上細くなる必要はないですよ、と。

これは日本に限った話ではないのかもしれませんが、どうも見た目や体重に神経質になり過ぎている気がします。よりよくなろうとする気持ちは素晴らしいですし、僕も大きな筋肉に憧れていた時期がありました。見た目をよくすることを否定する気持ちはありませんが、もっと目を向けてほしいなと思うのは、体のパフォーマンスです。

パフォーマンスというのは、アスリートのような特別な人にだけ必要なものというわけではありません。荷物を運ぶ。子どもを抱き上げる。急ぐときに駆け足になる。つまずきそうになったらバランスをとる。日常生活のあらゆる場面で必要なものです。

クロスフィットの中には、3～4kgの重さのボールを床から持ち上げて壁に向かって投げるウォールボールという種目があります。ビギナーのうちはもっと軽い1～2kgの重さのボールを使うのですが、クロスフィットを始めたばかりの人の中には、その軽いボールを持って屈んだら、ボールを投げるどころか立ち上がれないという人がいます。運動不足や、過剰な食事制限のせいで、下半身の筋力が弱ってしまっているのです。これでは荷物を運んだり、子どもを抱いたりという日常動作に支障が出てしまいます。

体重を1kg減らすことよりも、1kg重いものを持ち上げられるようになる。1cm脚を細くするよりも、1cm高く跳べるようになる。

見た目や体重よりも、体のパフォーマンスを上げることに目を向けたほうが健康になるし、人生そのものがハッピーになると信じています。

とは言えトレーニングをすれば見た目だってよくなります

見た目や体重よりもパフォーマンスに目を向けてほしいと書きましたが、もちろんトレーニングすることが見た目のよさにつながらないわけではありません。

友人に誘われてウチのジムにやってきたEさんは、入会当時120kgほど体重がありました。脂肪たっぷりのお腹を抱えていて、運動経験はほとんどなし。ですから、最初のうちはメニューをこなすのも大変だったと思います。しかし、Eさんはものすごく一生懸命にトレーニングに取り組むタイプの人でした。みるみる体重を減らしていき、今では定期的にフルマラソンにチャレンジするほどのランナーに。体型も、ちょっとガタイのよい、筋肉がしっかりとしたランナーという感じになりました。見事に、いいルックスといいパフォーマンスを手に入れています。

入会時に体重が150kgぐらいあったKさんも、劇的に体を変化させた一人。彼も運動経験がなかったのですが、関節が柔らかかったせいか、正しい動きを身につけるのが早い人でした。周囲の仲間たちに食事のアドバイスをもらって、それも真面目に実践したそうです。クロスフィットを始めて、2年ほど経ったときには、50kg近く体重が減っていました。目標にしていたフルマラソンの完走も見事に達成。彼もパフォーマンスアップと健康的なダイエットを両立しました。

体を大きくしたくない、余計な筋肉をつけたくない、という女性も多いのですが、そう簡単に体は大きくなりません。内弟子時代に必死に体を大きくした僕が言うのだから間違いありません。体を大きくするためのトレーニングをして、これでもかというほど食べて、ようやく一回り大きくなれるかどうか。とくに女性は男性と比べて筋肉がつきにくいので、体が大きくなり過ぎることを心配する必要はまったくないでしょう。

それにすらりとした体型のままでもパフォーマンスはアップします。背が高くモデル体型のAさんは、入会当初、太くなりたくないという理由で重いものを持ち上げたがらない人でした。それがどこかのタイミングで急にスイッチが入り、リフティングシューズやウェイトトレーニング用のベルトとグリップを買うほどの本気モードに。今では、すらっとした体型のまま、100kgのバーベルでデッドリフトができるようになっています。トレーニングを始めるか悩んでいる女性も、この話で安心したのではないでしょうか。

体重を気にして運動をするなんてナンセンス

「パフォーマンスが大事」と言われても、「私は体重を減らしたいんだ」という人はいるでしょう。もちろん、生活習慣病につながるような脂肪たっぷりのお腹を抱えているのであれば少し痩せたほうがよいのは確かです。

メタボリックシンドロームという言葉をご存知ですよね。通称メタボ、糖尿病などの生活習慣病の前段階の状態のことです。では、どのような人がメタボと診断されるのでしょうか。日本では2005年に日本内科学会などの8つの医学系の学会が合同で診断基準を策定。内臓脂肪の蓄積があり、かつ血圧・血糖・脂質のうち2つ以上が基準値から外れるとメタボリックシンドロームと診断されます。

具体的には、ウエスト周囲径（ヘソの高さの腹囲）が男性の場合は85㎝以上、女性の場合は90㎝以上あることが前提。加えて、血圧（収縮期血圧130㎜Hg以上かつ・または拡張期血圧85㎜Hg以上）、血糖（空腹時高血糖110㎎／dℓ以上）、脂質（中性脂肪150㎎

／dℓ以上かつ・またはHDLコレステロール40㎎／dℓ以下）のうち2項目に該当があると、メタボ。生活習慣病の一歩手前ということです。

何を伝えたいかというと、自分の体が健康か不健康かを判断するのに、体重計の数字は大した意味がないということです。

また、筋肉と脂肪では密度が異なります。筋肉の密度は1・1g／㎤で、脂肪の密度は0・9007g／㎤。同じ1kgの筋肉と脂肪を比較した場合、脂肪のほうがかなり大きくなります。つまり、同じ体重60kgの人でも、筋肉量が多い人は体が引き締まっていますし、脂肪量が多い人は、体全体が大きくぽっちゃりして見えるということです。

トレーニングを始めると多くの人は筋肉量が増え、脂肪量が減っていきます。すると、体重が変わっていないのに体はスッキリと引き締まった、筋肉がついたおかげで体は絞れたのに体重は増えたということが起こります。見た目が細いか太いかにも体重は関係ないということです。

体重計が身近にあり、目標にもしやすいため、体重の増減にこだわる人は多いのですが、ボクシングやレスリングのような階級のあるスポーツをしていない限りは、数字に振り回されるのはナンセンスだと思います。

汗は減量のためではなく、気持ちよさのためにかく

たくさん汗をかくと達成感、爽快感、充足感のようなものを得られます。僕自身、クロスフィットをやって汗をかくのは大好きな行為。汗をかいた後の水やごはんはとても美味しく感じますし、その晩ぐっすり眠ることができます。

ただ、たまに勘違いをされている方がいるのですが、汗をたくさんかいたからといって脂肪が燃焼するわけではありません。

汗は体温調節機能の一部です。たとえば夏の屋外や、サウナの中ではじっとしているだけでもどんどん汗が出てきます。人間の体は、気温が高いところにいると、大脳にある視床下部が体温の情報を感知、脳や内臓などの深部の体温が上がるのを防ぐために、汗をかいて体温を下げなさいという指令を出します。あくまでも発汗は体温調節のためで、脂肪を燃やす仕組みとは関係がないのです。

ダイエットのため汗をたくさんかこうと、厚着でランニングをしたり、トレーニングを

したりする人を見かけることがありますが、これは脂肪を減らすためにはまったく効果がないということです。むしろ熱中症のリスクが高くなるので、避けるべき。運動は自分が快適だと感じるウェアを着て行うのが一番です。

ボクサーやキックボクサーは、減量のために厚着をしてランニングやトレーニングをしていることがあるじゃないかと思う人もいるかもしれません。ボクサーやキックボクサーは、体重別で試合を行っており、ほとんどの場合、試合前日に計量を行います。そもそも、脂肪が少ない彼らは、体重を減らすために、体内の水分を一時的に少なくして、計量に臨んでいるのです。汗をかくのは、脂肪を燃やすためではなく、体内の水分を減らすため。計量をクリアした後は水分もたっぷりと補給し、食事もするので、試合当日は、計量時よりもかなり体が大きくなっていることがほとんどです。

試合のための計量がない僕を含む一般人は、体内の水分を絞り出して体重を減らす必要はまったくありません。健康のために運動を始めたのならなおさらです。むしろ汗で体内の水分量が減り過ぎないよう、こまめに水分を摂取してください。

気持ちよさのために汗をかく。体重のことは気にせずに、体を動かすことを楽しむことが、あなたの健康につながるはずです。

運動を始めるのに遅過ぎることはない

「人間の筋肉量は、運動をしないでいると20歳前後をピークにして、年間1％ずつ減る」と言いましたが、歩く量が少ない人は、とくに下半身の筋肉が著しく減少し、50歳を迎える頃にはピーク時から30％も減ってしまうことがあるとも言われています。

下半身の筋肉量が低下するということは、そのぶん足腰が弱くなってしまうということ。足腰が弱くなれば、出歩くことが億劫《おっくう》になって、ますます運動量が減ってしまうかもしれません。食事の量が変わらないのに運動量が減ると、メタボリックシンドロームになる可能性が高くなりますし、近い将来、要介護となる恐れも出てきます。

メタボリックシンドロームやロコモティブシンドロームを避け、僕のように120歳まで自分の脚で歩くことを目標とするなら、絶対に下半身の筋肉量を維持する必要があります。もう自分は歳をとってしまったから運動はいいかな、なんて思っている人がいたら大間違い。**歳をとったからこそ、運動をスタートしてほしいのです。**

年齢のせいで最近疲れやすくなった。お腹が出てきた。お尻がたるんできた。そう思っている人もいるかもしれませんが、それも勘違いだと言えます。

たとえば駅の階段の上り下りがきつくなったのは、下半身の筋力が衰えたせいかもしれませんし、心肺機能の低下かもしれません。お腹が出てきたり、お尻がたるんできたりしたのは、日々の活動量の減少や、摂取カロリーの増加が原因の可能性が高そうです。つまり、**加齢による衰えだと感じていることの多くは、運動不足に原因があるのです。**

もちろん永久にトップアスリートであり続けることはできませんし、回復力などは、加齢とともに低下します。しかし、日常を快適に送る体をキープするために、楽しみとしてフィットネスを続けることは、高齢になったらできなくなることではないのです。

そして、**トレーニングを始めるのに、遅過ぎるということはありません。70歳、80歳になっても筋肉量を増やすことはできますし、体の動きをよくすることは可能です。**

ウチのジムにも僕より年上の方はたくさんいます。自分より年上の方が、重いバーベルを軽々と持ち上げていたり、飛び跳ねたりしている姿は、とても格好いいなと思いますし、自分も頑張ろうと思わせてくれます。

実際に高齢者の方が、どんどん強くなっていく姿を僕はこの目で見ています。60代になってウチのジムに入会し、クロスフィットのレースに出場し、年代別優勝を果たした男性もいます。

運動経験だってまったく関係ありません。別にものすごく速く走る必要はありませんし、とんでもなく重たいバーベルを挙げる必要もありません。体操選手のようなアクロバティックな動きができなければいけないわけでもありません。

大切なのは、今の自分よりも少しよくなること。他人と比べる必要はありません。運動経験がない人は、むしろ伸び代がたっぷりとある状態。40代、50代になってから運動を始めて、昨日できなかったことを今日できるようになった喜びを日々感じている方を、僕はたくさん見てきました。あなたもトレーニングを始めれば、きっとすぐに自分の成長を感じられるはずです。

運動神経なんてよくなくていい

自分は運動が苦手だから、運動神経がよくないから。そんな理由で運動を遠ざけている人がいるとしたら、それはとてももったいないことです。**元K−1ファイターで、今はクロスフィットのジムのオーナー兼トレーナーである僕ですが、運動神経なんてちっともよくありません**。空手を始める前はぽっちゃり体型でしたし、空手時代、K−1時代はもちろん、今でも周囲に自分より運動神経のいい人はたくさんいます。運動神経に恵まれているわけではない僕が、空手のヨーロッパチャンピオンになれたり、クロスフィットのオープン大会の年齢別でアジアで8位になれたりしているのは、とにかくやり込んでいるからだと思っています。デンマークの極真道場時代は、先輩から空手バカと言われるぐらい練習ばかりしていました。クロスフィットも出合ったばかりの頃は楽し過ぎて週に6日トレーニングをしていました。**のめり込んで楽しんでいるうちに上達していたのです**。

両手両足を床につけた状態で腰を高く上げ、手足を前に運んで前進するベアウォークという動きがあります。クロスフィットの中では基本の動きの1つで、運動神経がよい人や、運動経験がある人ならすぐにできてしまう動きです。今は母国のアメリカに帰国しているのですが、以前ウチのジムに通っていたHさんは最初にベアウォークに挑戦したとき、まったく前に進めませんでした。それでもクロスフィット自体はものすごく楽しんでくれていて、しばらくするとベアウォークでスムーズに前進できるようになっていました。でも、ベアウォークでの後ろ歩きになると、またできない。しかし、それでもまたしばらく経つと、後ろ歩きもマスターしていました。

けっして運動神経に恵まれているとは言えないHさんですが、アメリカに帰る頃にはバーベルはガンガン挙げるし、逆立ちの状態で腕立て伏せをするハンドスタンドプッシュアップができるまでになっていたのです。

運動を始めるのに、運動神経のよし悪しなんて気にする必要はまったくありません。自分が楽しめていれば、それでOK。ベアウォークができなくたって、習得に時間がかかったっていい。むしろ**運動神経がよくない人は、どうしてできないかをとことん考える、できるようになるために試行錯誤するという楽しさも味わえるはずです。**

運動を楽しんでいる人が一番格好いいと僕は思います。

ケガを抱えていても調子が悪くてもできることはあります

運動経験がなかったり、長く運動をしていなかったりすると、トレーニングに向かう最初の一歩をなかなか踏み出せないかもしれません。腰痛や、膝痛、四十肩などの問題がある、古傷があるなどの場合、それを理由に運動をやめておこうと思う人もいるでしょう。

しかし、両脚に人工股関節が入っている僕からすれば、体に不具合があるからこそ、できる範囲でトレーニングに挑戦してほしいと思うのです。

前述したように、肩こりや腰痛は運動不足が原因で起こることもあります。それなのに、肩こり・腰痛を理由に運動から離れてしまったら、ますます痛みが悪化するかもしれません。たとえば、肩がこっていてもウォーキングはできるでしょうし、腰痛があっても腰のポジションにさえ気をつければ、可能なトレーニングやストレッチがあるはずです。また、はじめのうちは動かしづらかったとしても、ウォーミングアップをしてしっかりと体を温めれば、思っていた以上に体が動く、肩こりや腰痛が気にならないということもあります。

ファイター時代のことですが、日々ハードなトレーニングで追い込んでいると、どうしても体がとんでもなく重いと感じる日がありました。今日はやらなくていいんじゃないか、なんていう心の声が聞こえてくるのですが、そんなときでもとりあえずロードワークに出てみます。走り始めは調子がよくないなぁ、なんて思っていても、20分、30分と走っていると、調子がよくなってくることは何度もありました。もちろん、無理はしないほうがいいのですが、**体を動かしてみるからこそ気づける体の声というのはあるのです**。

調子が悪ければ、悪いなりにやればいいというのも正解だと思います。たとえば、今日は重いものを挙げられないと感じているのなら、思い切ってウェイトを軽くして動きに集中すればいい。きっと新しい発見がありますし、次のトレーニングにつながるはず。調子が悪いなりにやれたという自信にもなるでしょう。

ケガをしていてもできることはあります。ファイター時代、脚を骨折して車椅子生活を送っていたことがあるのですが、そのときは、ランニングの代わりに車椅子でひたすら近所をグルグルと移動したり、ダンベルを使って上半身のトレーニングをしたりしていました。やろうと思えば、結構できることはあるものなのです。

〝遊ぶ〟気持ちが継続と上達の秘訣

運動しようと言われると、軍隊の訓練や、アスリートのトレーニングのような過酷なものを想像する人がいるかもしれません。もちろん真剣にトレーニングに向き合うことは大切ではあるのですが、何よりも楽しむことが重要です。子どもが遊んでいるようなイメージです。少し自分の子ども時代を思い出してみてください。体育の授業はそれほど楽しくなかったという人も、放課後の友達との鬼ごっこや縄跳びには夢中になっていたのではないでしょうか。部活動には辛い思い出があるという人も、野球やサッカーを始めたばかりの頃は、コーチに練習するように言われなくたって、暗くなるまでボールを追いかけ回していた記憶があるのではないでしょうか。

14歳で空手を始めた僕は、すぐに夢中になりました。友人に空手を始めると宣言し、デンマーク・コペンハーゲンの極真空手の道場に通うようになるまでは、自主練をしていました。自分の頭の中にある空手技、今思えばそれは小学生の頃に観た映画『ベスト・キッド』のイメージだったのですが、大声で叫びながら、飛び蹴りや回し蹴りの打ち込みをひたすら繰り返していました。

道場に通うようになってからも練習の毎日です。キッズクラスは週2回だったのですが、道場には自主トレ用のスペースがあったので、クラスのない日はそこで練習をしていました。土曜日と日曜日は道場自体が休みでしたが、先生の息子が僕と同い年で仲もよかったので、先生に道場の鍵を借りて、土日も練習。数人で集まって、サンドバッグを蹴って、ミット打ちをして、組手を繰り返していました。空手が好きで、楽しくてしょうがなかったのです。道場の先輩たちには〝空手バカ〟と呼ばれたぐらい。その頃は練習がきついなんて、まったく思っていませんでした。空手を始める前はぽっちゃりとした体型でしたし、運動神経もいいほうではないと思っています。それでも、夢中になって空手を楽しんでいる間に、どんどん上達していったのです。

ファイター時代もそうです。きついトレーニングを続ける中でも楽しむことを忘れないようにしていました。たとえば大雨の日のロードワーク。なるほど大雨に打たれると人間はこうなるのか、風に煽《あお》られると走るのは難しいんだな、勉強になることばかりだ、なんて考えながら走っていました。大人になると傘をささずに雨に打たれ続けるという体験はあまりないと思うのですが、やってみると、これはこれで楽しいものだったりもするのです。

ビーチでのランニングなんかもそうですね。アスファルトの上を走るのに比べると、全然前に進まないですし、脚への負荷も大きいのですが、砂の上を走る気持ちよさがあります。砂の上をうまく走るにはどうしたらいいのかを考えて工夫してみるのも楽しい作業だったりします。砂遊びの延長みたいなものですね。

運動を楽しむためのコツは、無理をしないこと。辛いこと、きついことを続けるのは誰でも難しいですから、気持ちいいと感じているところでやめてしまったって構いません。そして**サボっても気にしないこと。遊びですから**。そうしているうちに体を動かすことを趣味にすることができたら、もう心配はいりません！

三日坊主？　ノープロブレム！

いざ運動を始めてみたものの、2、3日でやめてしまった。そう、いわゆる三日坊主です。三日坊主の経験があると、またトライしても続けられないのではないか、自分には向いていないのではないか、などと思ってしまうかもしれませんが、三日坊主はけっして悪いことなんかではありません！　三日坊主になった経験があるということは、チャレンジしたことがあるということです。何かを習慣化することも難しいですが、はじめの一歩を踏み出すのもとてもハードルが高いこと。三日坊主の才能があるのだとしたら、新しいことにチャレンジする才能もあるのだと思います。

たとえばランニングやトレーニングを始めて3日目、疲れてやめてしまったとしましょう。なんの問題もありません。心配する必要もありません。1日、2日じっくり休養に充てて、元気になったら再開しましょう。

30回スクワットをするつもりだったのに20回でやめてしまった。3㎞走る予定だったのに途中で歩いてしまった。ＯＫです、よく頑張りました！　日をあらためてまたチャレンジしましょう。それでもできなかったら目標が高過ぎたのかもしれません。まずはスクワット10回、走る距離を２㎞にしてみましょう。どうしてできなかったのかを考えてみるのもいいですね。スクワットをするときの姿勢がよくなかったなんていうこともあるかもしれませんし、ランニングはペースが速過ぎたのかもしれません。**高すぎる目標は継続の妨げになることも。頑張りすぎずハードルを下げましょう**。

続けられなかったとしても、目標に届かなかったとしても気に病むことはないんです。**思い出してください、運動は遊びですから**。

１ヵ月ランニングを続けたけど飽きてしまった。これもノープロブレムです。じゃあ次は水泳に挑戦です。

僕は〝30日チャレンジ〟というのをよくやります。腕立て伏せ30回を30日間、次はバーベルを使ったスクワットを30日間、そんな感じで、トレーニングをしています。

繰り返しますが遊びですから、いつもまったく同じことをやらなくたっていいのです。ランニングだって距離を変えたり、ペースを変えたり、坂道をダッシュしてみたり、公園に寄って腕立て伏せや懸垂をしてみたり。運動をもっと自由な気持ちで楽しみましょう。

「ながら運動」はおすすめしません

テレビを見ながら腹筋運動やスクワット。忙しくて時間がとれないから、一石二鳥だからと、「ながら運動」をすすめる人がいます。実は僕は「ながら運動」反対派。できれば運動をする時間は、それだけに集中できるように時間を確保してほしいなと思います。

スマートフォンを触りながらの腹筋運動や、ジムでテレビを観ながらのランニングに効果がないとは言いません。体をまったく動かさないよりは明らかにプラスですし、運動を習慣化する手段の1つとしては有効な面もあるでしょう。それでもやはり、**運動をする時間は運動に集中して、自分の心と体の声に耳を傾けてほしいのです**。

筋力トレーニングをしているなら、効かせようとしている部位がしっかりと使えているか、関節に不必要な負荷はかかっていないか、今の負荷は自分に十分なのか、フォームは崩れていないか、回数やセット数は十分か。そんなことを自分に聞きながら取り組めば、より大きな効果を得られると思います。

ランニングも同じです。フォームはどうだろうか、リズムよく走れているだろうか、ペースはどれくらいだろうか、うまく呼吸ができているだろうか、汗はどれくらいかいているだろうか、水分摂取は足りているか。これらを意識しながら走れば自分のよいところや苦手なところが見え、自分のことをもっと知ることができるでしょう。

自分の心と体の状態に集中するということは、無心になることにもつながります。運動に集中することで、たとえばモヤモヤした悩みがすっきり晴れたり、行き詰まっていた仕事のアイディアがひらめいたり、ということもあるのです。

運動に集中しているからこそ、自分と向き合うことができるし、無心になることでストレスを発散できるのだと思います。音楽は気持ちをプッシュしてくれるものなので、あっていいと思いますが、運動をするときはテレビの画面、スマートフォンの画面はオフ。見るのは自分の心と体です。

ちなみにクロスフィットならば、必然的にながら運動にはなりません。ウチのジムには鏡もありませんから、自分自身のパフォーマンスと向き合うしかありません。

ながら運動が習慣になっているという人も、一度運動以外のことをシャットアウトしてみると、集中することの心地よさに気づけるのではないかと思います。

トレーニング日記をつけてみるのもアリ

僕は、ファイター時代の約10年間、毎日日記をつけていました。そんなに長いものではありませんが、その日のトレーニングの内容と感想、体の状態、今後の課題、そしてときには悩み事などを書き留めていました。

日記を書くことは、モチベーションの維持、運動の継続に役立ってくれると思います。あなたが、ランニングや筋力トレーニングを始めたとします。はじめのうちはわかりやすく変化が表れるでしょう。５００ｍ走り続けることが大変だった人でも、続けていると走れる距離がどんどん延びていきます。5回やるのが精一杯だったスクワットの回数だって、継続していればいつのまにか増えているはずです。太っていた人であれば、自然と体も絞れていくでしょう。

ランニングやトレーニングが趣味やライフスタイルの一部になってしまえばいいのですが、そうなるまでに時間がかかる人もいます。そして、成果をモチベーションにしていると、伸び悩む時期が来たときにやる気を失ってしまうことがあります。それでも続けていれば、自分では気がつかないレベルでパフォーマンスがよくなっているものですし、運動を続けている、パフォーマンスや体型を維持しているというのは、十分に素晴らしいことです。それに伸び悩みだと感じている期間は、実は階段の踊り場のようなもので、しばらく続けていると、また成長を実感できるときがやってきます。しかし、初めて踊り場に来た人がなかなかそのように思えないこともわかります。

そんなときに役に立ってくれるのがトレーニング日記です。走った距離やバーベルを持ち上げた回数を記録するだけでも、自分が積み上げたことを確認する手段になります。**今日も頑張ったな、という気持ちが次のトレーニングに向けたモチベーションになってくれるはずです。日記をたまに読み返すのも、自分の成長を感じるのに効果的です。**日記の最初のほうには、今では楽に走れる距離でバテバテだった自分、軽々と持ち上げられるようになったバーベルに悪戦苦闘している自分がいます。そして、運動を続けてきたことで少しずつでも確実によくなっている自分を発見できるでしょう。

僕もたまにファイター時代の日記を読み返して、昔の自分からモチベーションをもらうことがあります。**日記は未来の自分のためになるのです。**

運動をしている人はみんな仲間

クロスフィットトレーナーの資格を取るための勉強をしているとき、僕は沖縄と韓国のクロスフィットジムを訪れました。たくさんのことを学ばせてもらったのですが、一番感動したのは、ジムの雰囲気です。みんなで励まし合いながらトレーニングをして、プログラムが終わったら、笑顔でハイタッチ。突然遠くからやってきた僕も、ジムに足を踏み入れた瞬間から、仲間になっているような感覚でした。

僕が最も幸せを感じる瞬間の1つが、海外に行って現地のクロスフィットジムを訪れて、クラスに参加するとき。アメリカ、オーストラリア、シンガポール、韓国のクロスフィットジムに行ったことがあるのですが、どこのジムのクラスも最高に楽しかったです。クロスフィットという言語は世界共通。普段は別々の国にいたとしても、クロスフィッターたちとは共通した考え方があるからか、すごく噛み合って、気持ちがフィットする。言葉が違ったって大丈夫。クロスフィットが共通言語になってくれるのです。

以前、アメリカ人のIさんという人がウチのジムに通っていました。彼は、ハワイ旅行でクロスフィットのジムを訪れて、その世界観にどっぷりとハマり、仕事で東京に移り住んだことをきっかけに、ウチに入会してくれたのです。今はまたアメリカに戻っているのですが、彼は出張や旅行で日本を訪れたときは、必ずクラスを受けに来てくれます。彼はアメリカの自宅のガレージにジムを作り、ローイングマシンやバーベル、懸垂バーなどを揃《そろ》えたようで、「アメリカに来たら、一緒にトレーニングしよう」と言われています。

デンマーク人のNさんは、僕と年齢が近かったこともあって、何年かの間は、クロスフィットのオープンで競い合うような関係でした。彼もIさんと同様、母国に戻り自宅ガレージをトレーニングエリアに改造。僕がデンマークを訪れたときに、彼の自宅ジムで一緒にトレーニングをしました。

これはクロスフィットに限りません。ランナーにはランナー同士、サイクリストにはサイクリスト同士の言葉があるはず。そこに国境はないと思います。**あなたが何か運動を始めたとき、あなたは何かしらの世界共通言語を手に入れることができるのです。**クロスフィットのおかげで僕の世界が日々広がっているように、あなたもぜひ、運動を通してあなたの世界を広げてください。

COLUMN

最初はみんなゼロからスタートする

運動神経がない。運動は苦手……。そんな人も、フィットネスにチャレンジすれば、必ず上達できるし、達成感を得られます。最初は、どんなにできなくたっていいのです。ウチのジムの会員さんのエピソードをご紹介しましょう。

CASE 1 「やればできる!」は本当だった

◎ 縄跳びができなかったMさん（50代）

ある日、ウチのジムにやってきたMさんは、当時50代の男性で、ぽっちゃりとした体型のキュートな人でした。クロスフィットのクラスでは縄跳びの二重跳びをよくやるのですが、Mさんにロープを渡すと、「縄跳びをしたことがない」と言います。日本では、小学校の体育の時間でも行われる縄跳びはとても身近なものでしょう。けれど、彼は海外出身だからか縄跳び未経験者だったのです。手本を見せて跳び方を説明しましたが、ロープとジャンプのタイミングが合わず、その日はまったく跳べませんでした。

Mさんと出会った少し後、僕はグアムに旅行に行ったのですが、その時ふとお店で売られている縄跳びのロープが目に入り、これをMさんへのお土産にすることにしました。Mさんは出張の多い人だったので「これがあればどこでも練習できますよ」と伝えて、Mさんに手渡したのです。

Mさんはとても喜んでくれて、本当に出張先にもロープを持参して練習に取り組んでくれたようです。それから1年。Mさんは、1年前に50代になって初めて縄跳びに触ったとは思えないスムーズさで、二重跳びができるようになっていました。

CASE 2 千里の道も一歩から

◎ 1cmジャンプから始めたAさん（40代）

人は誰でも得意なことがあれば、苦手なこともあります。40代の女性、Aさんはバリバリのランナー。走るのが本当に好きで得意。ジョギングでジムにやってきて、みっちりトレーニングした後も、颯爽と走って帰るタフな人です。

そんなAさんが、ウチのジムに通い始めた頃の話です。クロスフィットの1つの種目であるボックスジャンプのボックスを見て、「箱の上に跳び乗るなんて怖くて絶対に無理です！」と言うのです。ボックスの高さは50cm。ランナーであるAさんには難しい高さではないはずですが、その半分の高さのステップ台でも「できない！」の一点張り。

Aさんは跳び乗るという行為が怖いようだったので、まずはその場でジャンプすることから始めました。当然できます。次は1cmの厚さもない段ボールに挑戦しました。1cm厚さの段ボールに跳び乗ることができたら、次は2cmほどの厚さのプレートにトライ。

本当に一歩一歩、1cm1cm跳び乗るものの高さを上げていきました。そして1年ほどかけて、ついに50cmのボックスジャンプに成功！　感動して、Aさんは文字通り跳び上がって喜んでいました。本当に高いジャンプだったのを覚えています。

CHAPTER 2

「動ける体」で人生が変わる

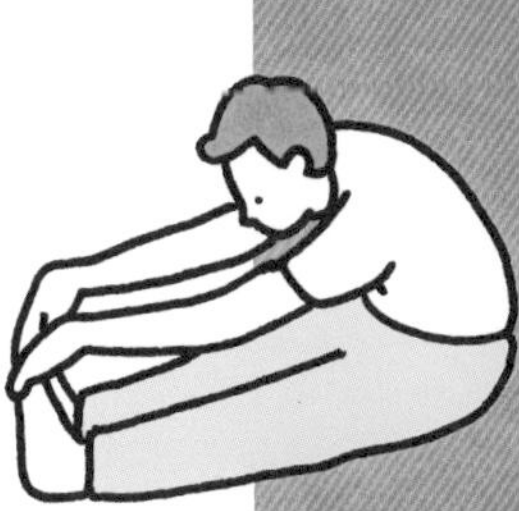

リハビリ生活を短縮したのは正しい運動

ファイターとしての現役生活の後半、とくに最後の2年間ですが、僕の股関節はボロボロになっていました。最初はなんとなく軽く痛みを感じて、臀部に違和感があった程度。その後、徐々に痛みが増してきて、夜眠れないことがしばしばありました。ただ、そのときも、大したことではないだろうと思っていました。というのも、格闘家時代、僕は17回の骨折をしていましたし、体のどこかに痛みがあるのは当たり前になっていたのです。痛みに対して麻痺《まひ》していた部分があったのでしょう。

左側の股関節の状態はさらに悪化。座って立ち上がるときに、左の股関節にうまく力を入れられず、右側に重心を移動して、右足で踏ん張って立ち上がるのが日常になっていました。それでも試合が決まれば、トレーニングに没頭し、リングに上がっていました。そんな状態が1年ほど続いたある日、痛みをごまかしながらトレーニングをすること自体が難しくなってしまい、病院へ。レントゲンとＭＲＩを撮ってみると、股関節部分の骨は変形し、軟骨はすり減ってほとんどなくなっていました。そんな状態でも現役生活を続けたかった僕は、週に1度レントゲンの撮影と、関節内へのヒアルロン酸注射をしながら、トレーニングを継続。我慢できないときは痛み止めにも頼りました。

そういう状況で迎えたのが、2008年8月に開催されたK-1 WORLD GP 2008 IN HAWAIIです。試合が始まり1分が過ぎたころ、ローキックを出すと、僕の右脚がバチンと音を立てました。内転筋とハムストリングスの断裂。試合が続行できず僕のTKO負けとなりました。股関節の痛みを庇《かば》った動きによって、太ももの筋肉に必要以上に負担がかかっていたのかもしれません。僕の体はもう限界。戦えない体になってしまったのは明らかでした。ハワイから日本に帰る飛行機の中で、引退を決意しました。

ファイターを引退したとしても僕の人生は続きます。まずは股関節を治そう。知人に紹介してもらい、人工股関節置換術に定評のある先生に診てもらいました。手術をすれば、痛みは取れるし日常生活は問題ない、ただし、もしリングに上がって人工股関節が折れてしまったら歩けなくなるよ、と言われました。引退を決意したはずなのに、痛みがなくなると言われた瞬間、それなら試合ができるのではないかという思いがよぎりました。我ながら、ファイターというのはどうしようもない性分の持ち主だと思います。

股関節は両側ともよくなかったのですが、まずは痛みに耐えられなくなっていた左側を手術することに。引退をして、幸か不幸か仕事をしておらず、リハビリをする時間はたっぷりとありました。先生にすすめられたのは、水中でのウォーキングです。幸い自宅の近くにプールがあったのですが、しばらくはそこまでの移動も大変でした。

頭では大丈夫だとわかっていても、自分が生まれ持ったものではない人工股関節に体重を預けるのがとにかく不安でした。最初のうちは松葉杖を使っていましたが、立ち上がるのも、階段の上り下りも、更衣室からプールまでといった短い距離の移動も、すべての動作を恐る恐る行っていました。

プールの中でのウォーキングは1日2時間。普通のウォーキングに慣れてきたら、サイドステップや腿上げをしたり、ハードルを跨《また》ぐように股関節を回したり。2ヵ月後には、水中でランニングやジャンプをしていました。それでも陸上に戻ると、思うように動けません。股関節に体重を預けきれないし、階段の上り下りはかなり難しかったです。結局、違和感なく動けるようになるには半年ぐらいかかったかもしれません。

右脚の人工股関節置換術を行ったのは、僕がクロスフィットのジムのオーナーになってから、1年後のことです。2度目ですから、人工股関節がどんなものかもわかっています。

そしてクロスフィットを学ぶ中で、自分の体への理解も深まっていました。手術が決まった日から、トレーニングの強度を上げました。軽いバーベルを使ったスクワットにクリーン&ジャークなど。臀部、脚部、背筋、腹筋を鍛えておけば、術後の回復は早いだろうと、試合に臨むような気持ちでトレーニングを重ねて、手術の日を迎えました。

手術が終わり、目が覚めたとき、これは大丈夫だなという前回にはなかった手応えがありました。手術当日、体に管が入ったままにもかかわらず、病室の椅子まで自分で移動することができ、翌日にはなんと歩くことができました。手術から9日目で無事に退院。松葉杖も使わず、バッグを背負って、自分の脚で階段を下りて帰宅しました。

両脚が人工股関節になりましたが、ダッシュもスクワットも、バーベルを使ったトレーニングも問題なくできています。長距離を走ると左脚の股関節に痛みが出るので、それは避けているのですが、その理由は左側の人工股関節が古いタイプのものだから。右脚にはまったく痛みは出ません。

年齢を重ねていたにもかかわらず、2度目の手術後のほうが圧倒的に回復が早かったのは、自分の体への理解が深まっていたことと、手術に向けて正しいトレーニングができたことによるものだと思っています。

引退して手術もしたのに体の動きはよくなった

僕がクロスフィットに出合ったのは、ファイターを引退して、左側の股関節の手術を終えた後のこと。クロスフィットとパートナーシップを結ぶ準備をしていたスポーツメーカー、リーボックの担当者から、「クロスフィットに興味はありませんか？」と連絡をもらったことがきっかけでした。当時はクロスフィットという言葉も知らなかったのですが、大会の映像を見ると、俄然興味が湧いてきました。アメリカの田舎の農場で開催されたものだったのですが、ゴリゴリの筋肉を纏《まと》った人たちが、ボロボロのバーベルをとても楽しそうに持ち上げている。きついプログラムに挑んでいるのに、笑っている。ファイターの道を閉ざされたばかりの僕の視界が、一気に開けたように感じた瞬間でした。デンマークで初めて極真会館の道場に足を踏み入れたときにも、体に電流が走ったような気がしたのですが、そのときと同じように、自分が求めていたのはコレだ！　と感じたのです。

心を動かされると居ても立ってもいられず、即行動に移してしまうのが僕の性分です。

空手に関してもそうでした。デンマークの極真会館で練習に明け暮れていた17歳のある日、以前から気になっていたことがあり、先輩に質問。それは、道場に飾ってある写真でしか見たことがないけれど、極真空手の創始者である大山倍達《ますたつ》総裁は健在なのか、いや、そもそも生きているのか、ということでした。先輩には、当たり前だと叱られたのですが、大山倍達総裁が元気に稽古をしている、という話を聞いた僕は、その瞬間、東京行きを決意。東京の極真会館総本部には内弟子制度があると聞き、内弟子になりたいと先生に何度も頼み込みました。先生にはやめておいたほうがいいと止められたのですが、あまりにも僕がしつこかったからか、最終的には総本部に手紙で問い合わせてくれました。

しばらくすると総本部からOKの返事が。返事をもらったのは夏休みで、そこには翌年の春から内弟子として入門できると書いてありました。当時の僕は17歳。すぐに日本に行く旅費を稼ぐためにアルバイトを始め、通っていた学校はやめてしまいました。今考えるとかなり無謀な行動にも思えますが、そのときは、とにかく東京へ行って内弟子になることしか考えられなかったのです。

さて、17歳のときのように、今度はクロスフィットに心を鷲《わし》づかみにされた僕は、すぐにトレーナーの資格を取得するための勉強を始めました。当時日本にあったクロスフィットのジムは一軒。場所は沖縄だったのですが、すぐに連絡して沖縄に向かい、2週間ほどそこで勉強させてもらいました。別の場所も見ておいたほうがいいだろうと思い、今度は韓国にあるジムへ。一人海外合宿です。集中して取り組んだおかげで、3ヵ月ほどで資格を取得することができました。

「クロスフィット ハート&ビューティー」をオープンしたのは2013年ですが、クロスフィットに出合ってからジムを作るまでの間も、クロスフィットのトレーニングを続けていました。いつかジムを持つためにしっかりとクロスフィットを身につけようという気持ちもありましたが、単純に楽しくて週に6回もトレーニングをしていました。

クロスフィットを始めて2年が経った頃のこと。後輩から格闘技のエキシビジョンマッチへの出場を依頼されました。格闘技の練習はまったくしていませんでしたし、左脚には人工股関節が入っています。ただ、体は動くし、行うのは真剣勝負の試合ではなくエキシビジョンマッチ、それに後輩からの頼みです。僕は依頼を快諾しました。

エキシビジョンマッチは2分2ラウンド。僕は後輩に1つお願いをしました。本気で倒しにこい、と。エキシビジョンマッチとはいえ、K－1に出場していたおかげで世の中に顔が知られていた僕といい勝負をすれば、後輩の名前も売れるだろうから、いいチャンスになるんじゃないかと考えたのです。多少、ファイターとしての血が騒いでしまったということも否定はしません。

ゴングが鳴り、エキシビジョンマッチがスタート。後輩は約束通り、本気で打撃を繰り出してきました。クロスフィットのトレーニングはしているとはいえ、格闘技の練習は一切していません。始まる前は4分間リングに立っていられるか正直不安だったのですが、僕の体は自分が思っていたより何倍もスムーズに動いてくれました。スピードは十分にあるし、息は上がらない、体はうまくコントロールできる。**大げさでなく、現役時代よりも楽に体を動かせるようになっていました**。途中からは楽しくて仕方がない状態。お客さんには、見応えのある攻防を見せられたのではと思います。思い切りぶつかってきてくれた後輩は、僕のキレのよさに驚いていましたが。

心肺機能、スタミナ、筋力、柔軟性、パワー、スピード、コーディネーション、敏捷《びんしょう》性《せい》、バランス、正確性という10の要素を総合的に鍛えるクロスフィット（詳しくは後述します）を続けていた僕の体は、全体のバランスがよくなり、それぞれの筋肉の連動性が高まったのだと思います。人生にタラレバは禁物ですが、もし現役時代にクロスフィットに出合っていたら、僕はもっと強くなれていたのではないかと今では思います。

格闘家時代のトレーニングは体に悪かった

格闘家としてK－1のリングで戦っていたときの僕の体重は、105kg前後でした。しかし、もともと体が大きかったというわけではありません。17歳で来日し、極真会館総本部の内弟子となったときは72kgしかありませんでした。師である大山倍達総裁には、度々「ニコラス、キミはもっと太りなさい」と言われたことをよく覚えています。トレーニングをして、食べて、トレーニングをして、また食べて。そんな生活を毎日のように続けて、少しずつ体を大きくしていったのです。

健康のためのフィットネスとは違い、K－1時代のトレーニングはとにかく強くなることが目的でした。朝起きたら、まずはロードワークへ。1時間走り込んだ後、プランクなどの体幹トレーニングを30分行います。自宅に戻りシャワーを浴びたら、野菜とフルーツのシェイクを作って栄養補給。少し休憩してジムに移動します。ジムに着いたら、ストレッチをして、体の状態を確認。ウォーミングアップで体を温め直して、本格的な格闘技のトレーニングをスタートします。主にスパーリングとサンドバッグ打ちで、これが約2時間。スパーリングはまるで試合であるかのようにハードにやっていたので、ケガをすることも日常的でした。あそこのジムのスパーリングはハード過ぎる、ニコラスは少しおかしい、もしかしたらそんな噂《うわさ》も流れていたかもしれません。しかし、激しいスパーリングをするのは、僕なりの理由があったからです。

１９９８年7月、Ｋ－１デビュー戦でステファン・レコ選手と戦った僕は、２ラウンドＴＫＯで負けてしまいました。空手とＫ－１の違いをあらためて知ると同時に、そのときに取り組んでいた練習と試合の違いも感じたのです。練習ではヘッドギアをつけて、グローブは16オンスや20オンスといった大きなものを使っていました。試合で使うグローブは10オンスですから、かなりサイズが異なります。試合が始まったとき、「グローブってこんなに小さかったっけ!?」と思ったことを覚えています。

体へのダメージを抑えるという意味では、練習でヘッドギアや大きなグローブを使うことは正しい選択です。ただ、大きなグローブで相手の攻撃をブロックできたとしても、本番の小さなグローブでは同じようにはいきません。そこで、なるべく試合に近い状態で練習しようと考えて、小さなグローブでスパーリングをするようになったわけです。

スパーリングの相手をしてくれるのは、ジムの後輩たち。とにかく本気で僕を倒しにくるようにとお願いをしていました。後輩たちに強くなってほしいという気持ちもありましたが、本気でやってもらわないと僕が困る、という理由もありました。K－1のリングで僕が戦っていたのは、ピーター・アーツ選手やジェロム・レ・バンナ選手など強い選手ばかり。みんな、パワーもスピードもテクニックも桁違いです。そんな選手たちの攻撃に対応できるようになるためには、本気でやってもらう必要があったのです。


当時は、そんなガチンコのスパーリングを週に4回。健康か不健康かと問われれば、間違いなく不健康。即答です！　ただし、強くなるにはそれが最善だと思っていました。

昼食をとり、昼寝をして体力を回復させたら、午後は筋力トレーニングです。パンチやキックの威力を増したいという気持ちもありましたが、筋肉をつける目的は、どちらかと言えば相手の攻撃から身を守るため。全身に筋肉の鎧《よろい》を纏《まと》わなければ、とてもじゃないけど、ヘビー級の選手たちとは戦えなかったからです。

ベンチプレスとバーベルを持ったスクワット、デッドリフト（床に置いたバーベルを引き上げるトレーニング）などが基本。ベンチプレスは140kg、スクワットは160kgの重量を扱っていました。体を大きくすることに必死で、健康面から考えれば、膝や股関節、肩関節などに不必要な負荷をかけていたものです。

夕方からは、空手とキックボクシングの指導の時間。日によっても違いましたが、3〜4時間です。そして夕食をとって就寝。こんな毎日を送っていました。

あらためて思い返すと、明らかにオーバーワークです。今ほどトレーニングや食事に関する知識がなかったので、たくさんの無駄をしていたものです。

いつまでも動ける体を目指している現在とは、ある意味で真逆のことをして、体を痛めつけていたわけですが、その経験があったからこそ、本当に体に大切なのは何なのかを知ることができたことは間違いありません。両脚が人工股関節になって、なおフィットネスを続けている僕だからこそ伝えられることがあると思っています。

クロスフィットってどんなもの？

ここであらためて、僕が格闘技を引退してから熱心に取り組み、ジムまでオープンしたクロスフィットが一体どんなものなのかを説明したいと思います。

僕がオーナーを務める「クロスフィット ハート&ビューティー」は、その名の通りクロスフィットが体験できるジムで、クロスフィット用語では「ボックス」とも呼ばれています。アメリカ生まれのクロスフィットは、歩く、走る、起き上がる、拾う、持ち上げる、押す、引く、跳ぶといった日常生活で繰り返し行われる動作をベースにしたフィットネスプログラム。日常生活における動作のパフォーマンスと、全身の機能向上を目的としたもので、日常動作をベースにした「ファンクショナルトレーニング」とも呼ばれます。

目指すのは、見た目のよさではなく、体のパフォーマンスアップ。その端的な例として、発祥の地であるアメリカでは、軍隊や警官、消防士の訓練に取り入れられています。

クロスフィットでは、①心肺機能②スタミナ③筋力④柔軟性⑤パワー⑥スピード⑦コーディネーション⑧敏捷性⑨バランス⑩正確性という10の要素を総合的に鍛えるために、多種多様なトレーニングを行います。

基本的に1クラスは約60分。まずは、PRE-WARM UP・WARM UP（プレウォームアップ・ウォームアップ）と呼ばれる準備運動からスタートします。ストレッチをして体をほぐし、ランニングや縄跳び、ローイングマシンなどで体を温めます。

体の準備ができたら、次はSKILL（スキル）。トレーニングの正しい動作を習得するための時間です。実際に体を動かしながら、フォームとメカニズムを学びます。

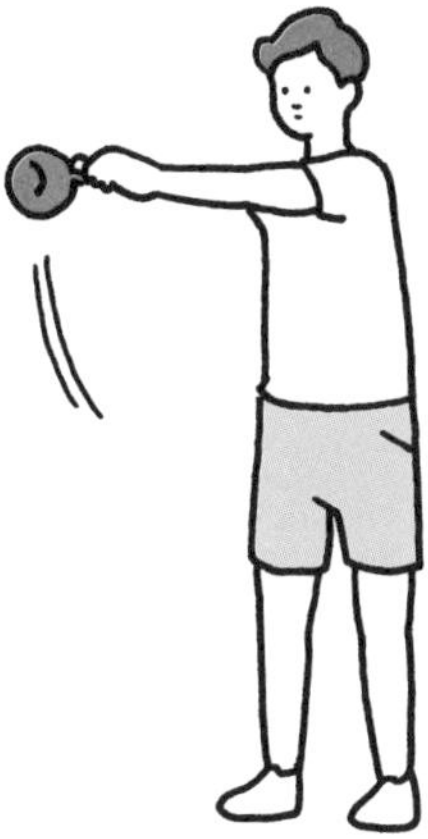

ケトルベルとは、球体に取っ手が付いた重りで、クロスフィットのトレーニングでよく使われる。

SKILLの後はSTRENGTH（ストレングス）。バーベルやケトルベルなどのウェイトを使って、筋力アップを目指します。とは言え、強度は人それぞれ。ビギナーがいきなり高重量にチャレンジすることはありません。個人のレベル、経験に合ったものをコーチが用意します。

クロスフィットのメインワークアウトとなるのが、WOD（ワッド）。「ワークアウト・オブ・ザ・デイ」の頭文字をとった名称です。その内容は、カーディオ（有酸素運動）、ウェイトリフティング、ジムナスティック（体操）を組み合わせた高強度のトレーニング。これを15～25分ほど行います。

WODの内容がその名の通り日替わりなのもクロスフィットの特徴。ボックスに来ないと、その日に何をやるかがわからないのです。来るたびにメニューが違い、ビギナーも経験者も等しく適切な強度で体を追い込むことができるので、マンネリ感が生まれません。

僕のジムでは、興味があるという方には最初、無料相談の時間を設けています。その人が何を求めているのか、どんなことをしてきたかなどを聞きながら、僕らが提供できることと、手伝えることをお伝えしています。そこで、多くの人に共通する悩みが、「ジムでトレーニングを続けているのに体が変わらない」というもの。頻度が足りないわけではありません。みなさん、週に数回、それも数年にわたって通っているようなのです。食事の内容も話を聞く限り間違ってはいないようです。では、なぜ体が変わらないのでしょうか。

詳しく話を聞いていくと、負荷の設定がうまくいっていないことがわかってきます。トレーナーがマンツーマンで指導してくれるパーソナルトレーニングは別ですが、ジムでトレーニングをする場合、自分で負荷を設定する必要があります。これがなかなか難しいのは、トレーニング経験のある方なら想像できるでしょう。**トレーニングを続けていれば、当然ながら、筋肉は成長し、強くなっていきます。しかし、それに合わせて負荷を大きくしていかなければ、成長は止まってしまうのです。**

そして、**ジム通いに慣れてくると、自分の中でのルーティーンが決まってしまうことが多いようです。これも体が変わらなくなる理由の1つ。**たとえばトレッドミルで15分走ったら、マシンを使って胸と脚の筋肉を鍛えて、ケーブルを使って背中のトレーニングをするといったメニューを繰り返していると、すぐに体は慣れてきてしまいます。

また、かなり意識の高い人でない限り、どうしてもだんだん苦手な種目から離れていってしまいます。有酸素運動が得意な人は、トレッドミルやバイクの割合が増えたり、筋力トレーニングも自分が得意な種目や好きな部位を鍛えるメニューばかりをやるようになってしまったり。

そもそも、苦手なことに取り組む、自分の体に適切な負荷をかける、というのは、誰にとっても骨の折れることです。ところが、クロスフィットはそれを簡単に解消してくれます。コーチが日替わりでメニューを決めるWODは、シェフの気まぐれメニューと同じです。何が出てくるかわかりません。懸垂《けんすい》が苦手でも、WODの中に懸垂があれば、懸垂と向き合うしかありません。毎日、体への刺激も変わります。負荷の設定もコーチに任せればOK。気がつけば、体に変化が起こり、パフォーマンスがアップしているのです。

できなかったメニューができるようになる。挙げられなかった重さが挙げられるようになる。挙げられる回数が増える。**自分の成長を実感しやすいのもクロスフィットの魅力**だと思っています。種目がたくさんあるので、1つが停滞しても、別の何かが大きく成長するということがよくあり、達成感や喜びを感じやすいのです。

環境が人を変えてくれる

パーソナルトレーニングもありますが、グループフィットネスが基本になっていることもクロスフィットの特徴です。ＷＯＤでどれだけ体を追い込めるか、頑張れるかは自分との戦いですが、グループでときに競い合い、ときに励まし合いながら、みんなでその日のプログラムに取り組みます。隣で自分よりも高齢の方が頑張っている姿を見れば、負けていられないと思うし、あなたならできる、と声を掛けられれば勇気が出るものです。

友人に誘われてウチのジムに通うようになったＫさんという女性がいます。二人でしっかりとした体を作りたいという気持ちで入会してくれたのですが、その友人と比べると、Ｋさんはそれほど積極的ではありませんでした。重たいものは持ちたくないからとバーベルやケトルベルを避けていましたし、とあるメニューができないという場面では諦めが早いな、という印象でした。しかし、少しずつ彼女は変わっていき、1年も経った頃には、バーベルはガンガン挙げるし、苦手な種目にも仲間たちとワイワイやりながら前向きに取り組んでいました。僕もその大きな変化に驚いて、Kさんにどうしてそんなに変われたのかを質問してみたのです。「ジムの雰囲気に巻き込まれた」というのがKさんの答え。

グループで行い、トレーニング中に声を掛け合うことが当たり前のクロスフィットではすぐに友人ができるでしょう。明日は来る？　次はいつ来るの？　なんていう会話もよく飛び交っています。クロスフィットの先輩たちは、楽しく、そして真剣にフィットネスに向き合っています。できないものに何度もトライしている姿、少しでもよくなろうと必死にトレーニングをしている姿を見ていると、それにつられてしまうというわけです。

トレーニングだけではありません。クロスフィットのジムでできた友人と食事に行けば、彼ら、彼女らの食事が、自分の食事に比べてヘルシーなことに気がつくこともあるでしょう。そして自分の食習慣がいつのまにか変わっている、ということも起こります。

以前、アメリカのテレビ番組で、ドッグトレーナーがグループセラピーを行うシーンを観たことがあります。一匹で育ったが故に、変な習慣をつけてしまった飼い犬も、グループでしばらく行動をすると、ほかの犬たちの作法に倣《なら》うようになるそうです。

自分の体を変えたい、生活習慣を改善したいと思っているのなら、すでに成功した人たちの中に飛び込んでみるというのも1つの選択肢だと思います。

簡単なようで実は難しい日常動作

クロスフィットで行うトレーニングは、どれも、歩く、走る、起き上がる、拾う、持ち上げる、押す、引く、跳ぶといった日常生活で繰り返し行われる動作をベースにしたものです。つまり、**動作自体は馴染み深くシンプルということ。しかし、これがなかなかうまくいかない**のが、クロスフィットの面白いところでもあります。

クロスフィットに出合ったばかりの頃のこと。僕はクリーン&ジャークのタイムアタックにチャレンジしました。クリーン&ジャークとは、床に置いたバーベルを頭上まで持ち上げる種目です。バーベルの重さは男性の場合60kg。タイムアタックでは、クリーン&ジャークを30回繰り返すのにどれだけ時間がかかるかを計測します。

もちろん60kgというのはそれなりに重いもの。しかし、僕は現役時代ベンチプレスを140kg、スクワットで160kg挙げていたこともあって、正直、自信満々。「60kgなん

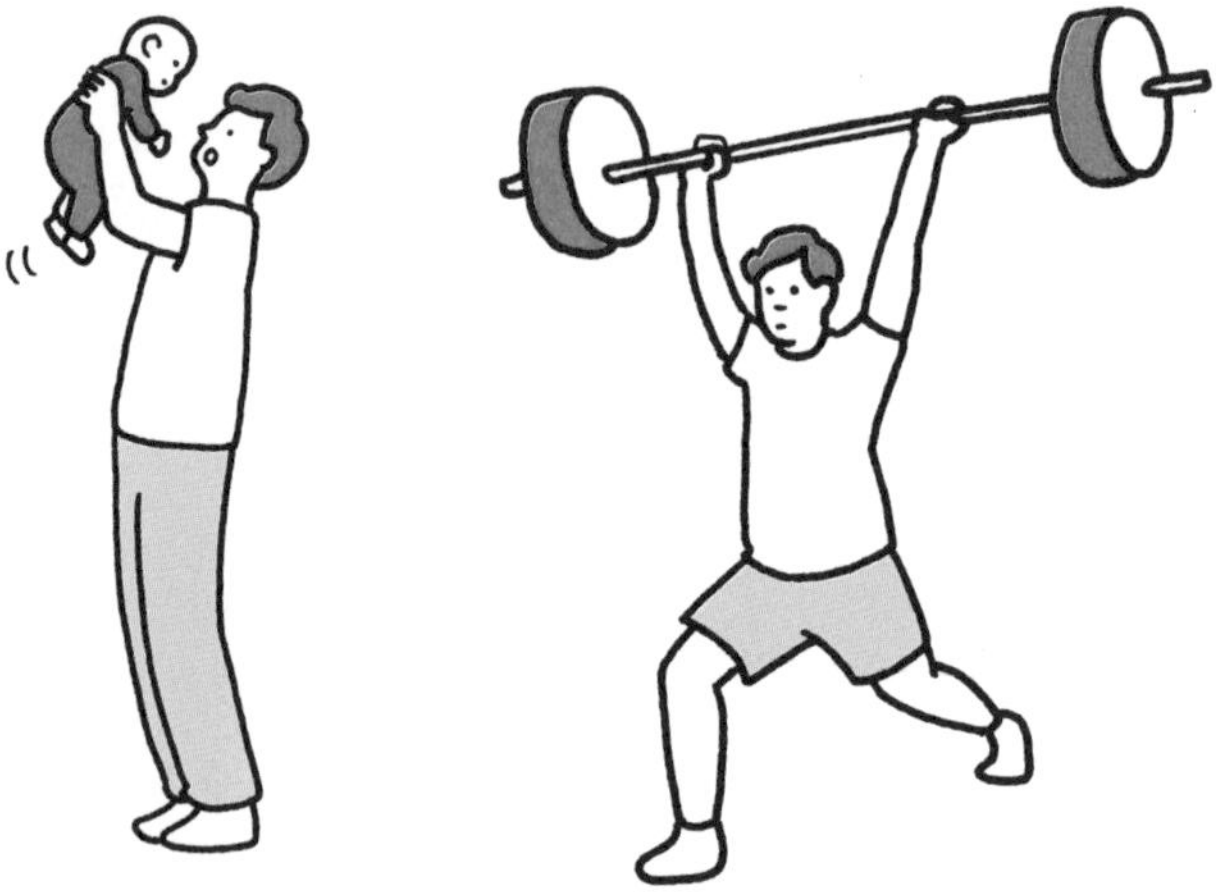

重量に差はあっても、「重いものを持ち上げる」というのは、誰にとっても日常生活で必要な動作。

て楽勝でしょ」なんて思っていました。ところが、チャレンジをスタートすると、想像以上にきつい。自分が思うようにバーベルを挙げることができませんでした。結果は、30回のタイムを計測するどころか、18回で脱落です。それなりに自信があったはずなのに、ゴールにもたどり着けなかったので、少し恥ずかしい気持ちになったことを覚えています。

そのときは、これくらいのことができないなんておかしいな、なぜだろう、と不思議に思っていました。たまたまクリーン&ジャークは自分に向いていないのだろう。そんな気持ちもありました。

しかし、クロスフィットを続け、体への

理解が深まってくるうちに気づいたのです。自分の体は、クリーン&ジャークの正しい動きをできていなかったのだと。「モノを持ち上げる」というシンプルな動きの奥の深さに気づき、そのための体の使い方にしばらく向き合い、再びチャレンジしてみると、5分を切るタイムで30回を行えました。ホッとしたのと同時に、正しいやり方をマスターすればできるようになるということも学びました。

その後もこのチャレンジをしばらく続け、僕の最短記録は2分12秒まで伸びました。今では、多くの時間を割いてクリーン&ジャークに向き合うことはありませんが、体が正しい動きを覚えてくれているので、2分30秒前後で30回できる状態をキープできています。年齢は重ねていますが、当初の半分の時間で同じ動きをできているということです。

このことからもわかるように**人間が本来持っている能力であるはずなのに、体を正しく使うというのは、なかなか難しいもの。生活習慣の積み重ねで、クセがついてしまった大人の場合はなおさら**。しかし、トレーニングで試行錯誤を続け、頭と体が動きを理解する瞬間がやってくると、難しいと感じていた動きが、突然できるようになるものなのです。

椅子に座る・椅子から立ち上がる。重い荷物を持つ・下ろす・運ぶ。階段を上る・下りる。普段何気なく行っている日常動作ですが、見直してみると、さまざまなことに気がつくはずです。**腰、膝、肩に違和感を覚えたり痛みを感じたりするのは、日常動作の動きが知らず知らずのうちに、間違ったものになっているからかもしれません**。それぞれの正しい動きを考えてみる。それだけでもあなたの体の動きが改善する可能性はあります。

日常動作は、毎日行うものですから、その動きがよくなれば、きっと快適な生活を送れるようになるでしょう。

CHAPTER 3

自分の体の主導権を握ろう

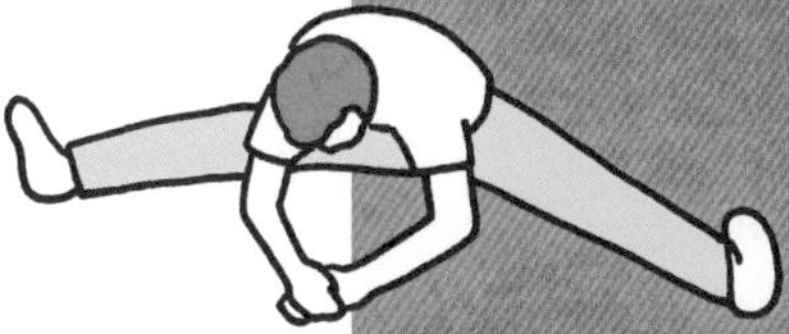

自分の本当の気持ちを大切にしよう

ダイエットをしてスレンダーになりたい、筋肉をつけてゴリゴリのマッチョになりたい。そんな願望を持っている人は世の中にたくさんいるのでしょう。ダイエット方法を紹介した雑誌は多いですし、インターネット上にもダイエットや筋トレの情報はあふれています。男女を問わず、SNSで見かけたインフルエンサーの細さやマッチョっぷりに憧れを抱く人も多いのだと思います。ウチのジムにも、痩せたい、筋肉をつけて大きくなりたい、と相談にやってくる人が定期的にいます。

ダイエットをすることも、筋トレをして体を大きくすることもけっして悪いことではありません。運動することや、食生活の改善に興味を持つというのはよいことですし、現状の自分を変えたいという気持ちがあるのも、とても素晴らしいことだと思います。

ただ、**その減量や増量は本当に自分が望んでいるものなのか、心と体に聞いてほしいのです**。とくに女性のダイエットに関しては心配です。痩せたい、細くなりたい、という声はいたるところで聞きますが、僕が見る限り、多くの人が痩せる必要がないぐらいスマート。憧れている人が自分より細いから、友人や知人に一緒に痩せようと言われたから、女優さんやモデルさんがダイエットをしているという記事を読んだから――ダイエットをしようと思ったきっかけはいろいろあるでしょう。しかし、誰かの意見よりも、自分の気持ちを大切にしてほしいなと思います。

なんとなく痩せたい、なんとなく細くなりたい、ではなく、もっと自分自身に聞いてほしい。どうして痩せたいの？　痩せた先にどんなことを求めているの？　私の体は本当に今よりも痩せるべきなの？　痩せることよりももっといい選択肢はないの？　問いかけることで、本当に自分が求めているものがわかってくるはずです。

最初のうちはもしかしたら難しいかもしれませんが、自分の心と体に問いかけ続けることで、自分のことがよくわかってくると思います。

たとえば、自分が本当に求めているものが〝健康〟なのであれば、無理な減量や増量は必要がないことになります。食事量を制限するよりも、栄養バランスを気にするべきでしょう。やるべきことも明確になってきます。

大切なのは、常に自問自答を繰り返すことです。

“How do you feel?（あなたはどのように感じていますか？）”

僕が大切にしているのは、自分の心と体がどのように感じているのかということ。クロスフィットのトレーナーとしても、ジムに来てくれる会員さんに、自分がどのように感じているかを大事にしてほしいと伝えています。みなさんにも、ぜひ自分の心と体が感じていることを大切にしてほしい。そのためにやるべきことは1つ。**自分に対して、“How do you feel?”と問いかけてください**。やってみると、意外と「自分自身はどう感じているか？」を大切にせずに、1日を過ごしていることに気づくはずです。

1日中、いつでも、どんなときでも自分に問いかけてみます。朝起きたら、“How do you feel?”と問いかけてみましょう。スッキリ起きられて疲れもまったくないなんていう日もあれば、なんだかだるいしもっと眠っていたいなんていう日もあるでしょう。その理由も少し考えてみます。前者は、睡眠時間が長かったから、眠るのが早かったから、サウナに行ったから、そんな理由かもしれません。後者の場合はどうでしょう。お酒を飲み過ぎて二日酔いなのかもしれませんし、深夜にラーメンを食べたせいかもしれません。

理由がわかれば対処ができます。サウナに入った日の翌日は寝覚めがいいことがわかれば、サウナを習慣にすることで、体のコンディションがよくなることが考えられます。深夜にラーメンを食べた次の日の朝は、とんでもなく調子が悪いとわかれば、もっと消化にいい食べ物に変えたり、食べる時間を早くしたりする、といった対応をすれば、調子の悪い日を減らすことができるでしょう。

朝ごはんをとる時間がなかったとき、朝ごはんが軽めだったとき、朝ごはんをしっかりとれたとき、午前中の仕事を終えたら、〝How do you feel?〟と聞いてみましょう。たとえば、朝ごはんを抜くといい仕事ができない、食べ過ぎると眠くなる、コーヒーを1杯飲むといいパフォーマンスを出せる、というのがわかってきます。自問自答を繰り返しているうちに、自分に適した朝食のスタイルというのが見つかるはずです。

試せるものと試せないものがあるかもしれませんが、仕事のスタイルをいろいろとテストしてみるのもおすすめです。あなたがデスクワークの多い仕事だとしましょう。1時間に1回5分の休憩をとる。1時間に1回10分の休憩をとってオフィスの中を歩いたりストレッチをしたりして体を動かす。休憩はほとんどとらずに仕事を片付ける。いくつかのやり方をテストして、自分に聞いてみましょう。〝How do you feel?〟です。疲れやストレスをどれくらい感じているか、肩や腰は張っていないか、仕事のパフォーマンスはどうだったか。テストを繰り返していけば、気持ちよく仕事ができて、パフォーマンスも高い自分仕様のデスクワークスタイルを構築できるでしょう。

仕事帰りにジムに立ち寄る前、ジムでトレーニングを終えた後、ここでももちろん〝How do you feel?〟です。仕事で疲れてジムにはあまり行きたくなかったけど、汗を流したら最高の気分になった。仕事でトラブルがあって落ち込んでいたけど、トレーニングに集中していたら嫌な気持ちを忘れることができた。走っているうちに解決策が思い浮かんだ。ジムでトレーニング仲間の顔を見ただけで気分が晴れた。自分の気持ちを確認すると、精神的に疲れているときほど、気持ちが塞いでいるときほど、ジムに足を運んで体を動かすべきだということがわかってきます。

上司や同僚に誘われての飲み会。こんなときだって、〝How do you feel?〟ですよ。超楽しかったのならノープロブレム、もっと楽しみましょう。本当は疲れていて帰りたかった。家で趣味の時間を過ごしたかった。それなら次回は断ったっていいのです。

ウチのジムには朝6時からスタートするクラスがあります。朝6時のクラスに来るメン

郵 便 は が き

料金受取人払郵便

小石川局承認

1043

差出有効期間
2022年 6 月27
日まで
切手をはらずに
お出しください

1 1 2-8 7 3 1

東京都文京区音羽二丁目
十二番二十一号

講談社エディトリアル 行

ご住所	□□□-□□□□		
(フリガナ) お名前		男・女	歳
ご職業	1. 会社員　2. 会社役員　3. 公務員　4. 商工自営　5. 飲食業　6. 農林漁業　7. 教職員 8. 学生　9. 自由業　10. 主婦　11. その他（　　）		
お買い上げの書店名	市 区 町　　書店		
今後、講談社より各種ご案内などをお送りしてもよろしいでしょうか。 送付をご承諾いただける方は○をおつけください。	承諾する		

TY 000015-2004

愛読者カード

今後の出版企画の参考にいたしたく、ご記入のうえご投函くださいますようお願いいたします。

本のタイトルをお書きください。

a 本書をどこでお知りになりましたか。

1．新聞広告（朝、読、毎、日経、産経、他）　2．書店で実物を見て
3．雑誌（雑誌名　）　4．人にすすめられて
5．書評（媒体名　）　6．Web
7．その他（　）

b 本書をご購入いただいた動機をお聞かせください。

c 本書についてのご意見・ご感想をお聞かせください。

d 今後の書籍の出版で、どのような企画をお望みでしょうか。
興味のあるテーマや著者についてお聞かせください。

ご協力ありがとうございました。

バー専用のTシャツがあるほど気合いが入ったクラスで、参加者は朝4時、5時に起きてジムにやってきて、クラスを終えて職場に向かいます。そのクラスの中心メンバーの一人であるAさんは、いいコンディションでクラスに参加したいという理由で、飲み会をすべて断っているのだそうです。**彼にとっては、飲み会に出席することよりも、朝6時のクラスに参加することのほうがハッピーなのです。**

どうしてもチャレンジしたくてダイエットを始めたという場合も、ときどきで構わないので、〝How do you feel?〟と自分に問いかけてほしいのです。摂取カロリーを抑え過ぎて元気がなくなってないか、体重計に乗ることがストレスになっていないか、食べることが怖くなっていないか、疲れやすくなっていないか。大切にしてほしいのは体のパフォーマンス、そして自分が心地よく感じているかどうかです。自分がハッピーだと感じていないのなら、そのダイエット方法はきっと間違っています。

第1章でトレーニング日記をつけることをすすめましたが、同じように、〝How do you feel?〟の答えを記録しておくのもいいと思います。たとえば、振り返ってみて、ずっと続けている習い事に対していつまでもポジティブな気持ちを持てないことに気がついたら、やり方や、やる場所を変えてみたほうがいいかもしれません。

自分で自分の主導権を握る

"How do you feel?" と自分に問い続けることは、自分で自分の主導権を握ることにつながると思っています。

自分で自分の主導権を握るなんて当たり前のことだし、誰もがやっていることだろうと思う人もいるかもしれません。しかし、本当にそうでしょうか。

世の中にダイエット情報があふれていて、周囲の友人・知人の「ダイエットしている」「ダイエットしなくちゃ」という声を聞くと、自分もダイエットをしなくてはいけないような気がしてくるものです。健康に問題はなく日々元気に生活できているし、体のパフォーマンスだって悪くない。それにもかかわらず、周囲にダイエットの大合唱が起きていると、不必要な食事制限を始めてしまう人が出てきます。それは、明らかに自分の主導権を握れなくなってしまっている状態だと思います。

トレーニンググッズを通販で購入。しばらく継続してみて体の変化もパフォーマンスの変化もないようだけれど、なんとなく続けている。トレーニンググッズの購入も、しばらく継続していることも、素晴らしいと思います。ですが、この〝なんとなく〟というのも主導権を握れていない状態だと言えるので、注意が必要だと思います。

せっかくの運動も〝なんとなく〟でやっていると、効果が薄れ、もったいない状況に陥ってしまいます。たとえば腕立て伏せを週に2度10回やると決めたとしましょう。1ヵ月継続したら、体とパフォーマンスの変化を始める前と比べてみるべきです。10回がなんの刺激にもならないほど楽にできてしまっているなら、15回に増やすべきかもしれないですし、週に2度だったのを3度にしたほうがよいかもしれません。自分の体の声を聞かずに延々と週に2度10回の腕立て伏せを繰り返していても、それは気分転換くらいの効果しかない可能性も。それも悪くはないですが、少しもったいないですよね。

好んで選択しているのならばいいのですが、なんとなく食べているスナック菓子、なんとなく体を動かさずに過ごしている休日、なんとなく見ているテレビなど、一度自分の体がどのように感じているのか、聞いてみると、違う答えが返ってくるかもしれません。

自問自答を繰り返し、主導権を取り戻した先には、きっと今よりも心地よい生活と、コンディションのよい体の自分が待っているはずです。

〝What if～?（もしコレをしたらどうなる？）〟

〝How do you feel?〟とあわせて、自分への問いかけとして僕が実践しているのが、〝What if～?（もしコレをしたらどうなるの？）〟。これは、日常のさまざまな場面で使ってほしいフレーズです。

朝起きて、コーヒーを飲むとき。砂糖をスプーン1杯入れたらどうなる？ 2杯だったらどう？ ミルクを入れたらどう？ 少し自分に聞いてみてほしいのです。朝ごはんにパンを食べるから砂糖はやめておこう、少しリラックスしたいからミルクは入れよう、そんな答えが返ってくるでしょう。もしかしたら、昨日、コーヒーを飲み過ぎたから今日は控えておこうよ、そんな声が聞こえる日だってあるかもしれません。

駅のホームに向かうまでの道のりで、目の前に階段とエスカレーターがあったとき。ここでも〝What if～?〟です。聞いてみましょう。階段を上ったほうが健康によさそうだな、今日は荷物が多いからエスカレーターにしよう、そんな答えが想像できます。毎日なんとなくエスカレーターやエレベーターを選択するというのは、主導権を握れているとは言えません。自分にどうするの、どうなるのと聞くことが大切なんです。

もちろんランチタイムのときだって、〝What if～?〟と訊ねてみてください。揚げ物を食べたらどうなる? 焼き魚を食べたらどう? サラダや煮物を足してみたら? 食後にデザートを食べたら? 聞くことで昨日のランチは何だったか、朝ごはんは何を食べたかを思い出すことにもなるでしょう。そうすると、昨日は肉だったから、今日は魚にしよう、昨日は野菜が足りなかった気がするから、今日は多めに食べよう、朝ごはんを食べ過ぎたから昼は少なめにしよう、といった選択ができるようになります。これが習慣化すれば、自然に栄養バランスのよい食生活を送れるようになると思います。

疲れていて運動や入浴が面倒だなと思うときがあるでしょう。そんなときも一度自分に、〝What if～?〟と聞いてみましょう。運動後のことを想像すれば、運動した後にやらなければよかったと感じたことがないことを思い出すでしょうし、明日の朝のことを想像すれば入浴してから寝たほうが絶対にコンディションがよいと思いいたるでしょう。それでもどうしても眠いというときは寝てしまってよいと思いますが、一度自分に聞いてみるクセをつけると、自分にとってベターな選択ができるようになるはずです。

〝What if～?〟はゲーム感覚で楽しもう

いちいち〝What if～?〟と自分に聞くなんて面倒だなと思う人もいるでしょう。深くじっくり考えて答えを出そうとすると時間もかかるし、面倒な作業だと感じてしまうかもしれませんが、ゲーム感覚で楽しんで、いつのまにか習慣になっているというのが理想です。僕もいまだにゲーム感覚です。どちらの選択をすれば、自分がレベルアップできるのか、120歳まで元気に生きるという目標に近づけるのか、ポイントを貯めていくような感じで楽しんでやっています。

どうしてもスナック菓子を食べたくなったら、一度自分に聞いてみるんです。食べたらどうなる？　食べなかったらどう？　食べないという選択をできたら、グッドジョブ。自分を褒めてあげましょう。仕事中、喉が渇いて自動販売機の前へ。砂糖たっぷりのジュースではなく、ミネラルウォーターや緑茶を選べたら、それもグッドジョブ。またポイントが貯まりました。それくらいのことでいいんです。1日に10個のよい選択をするといった目標を立ててもいいかもしれません。それを1年続けたら、3650も自分にとってよい選択ができるということです。すごいですよね！

〝What if～？〟を続けていると、挑戦することへのハードルが下がると思います。エスカレーターやエレベーターを使わずに1日過ごしたらどうなるかな？　自転車通勤にしてみたらどうだろう？　昼ごはんは自分で作ったお弁当にしてみたらどうかな？　ランニングを始めたらどう変わる？　**すべてを継続できるようになる必要はありませんし、失敗したって構わないのです。トライしてみることのハードルが下がれば、たくさんの挑戦の中から、自分に合ったやり方、快適だと思う方法が見つかるはずです。**トライしてみたら、思っていたほど難しくなかったということもあるでしょう。

僕も〝What if～？〟を続けることで、いろいろなことが変わりました。よく食べていた時期があったスナック菓子には興味がなくなりましたし、糖質を摂り過ぎるということもなくなりました。自炊も習慣になっていますし、お酒の量も減りました。

〝What if～？〟と自分に聞き続けるということは、1つの選択に対して意思をもって判断をするということです。

自らの手で自分のライフスタイルを作っていきましょう。

〝シックスパックタックス〟を払おう

僕は、〝シックスパックタックス〟という言葉をよく使います。

〝シックスパック〟とは腹直筋が6つに割れて見えること。筋トレ愛好家にとっては、1つの目標です。健康であることやパフォーマンスのよい体とシックスパックは必ずしもイコールではありませんが、トレーニングで鍛えて食事をほどよく制限している体の象徴と言えるでしょう。タックスは税金のことですね。この2つを掛け合わせてシックスパックタックス。いわば自分で自分に払う健康税です。

公共の交通機関が発達し、クルマもある。テレワークが進み、ネット通販で買い物は済ませられる。とても便利な世の中ですが、意識しないと今日は1日まったく歩かなかった、なんていうことが起きてしまいます。社会が豊かになったからだとも言えますが、食べ物だって選び放題。コンビニに行けばいつでも食べたいものを買ってお腹いっぱいにできます。そんな時代だからこそ、僕は自分にシックスパックタックスを支払う必要があると思うのです。

たとえば、運動不足を解消するためにジムに通うお金はシックスパックタックスです。電車通勤から自転車通勤に変えるための自転車の購入代金。これももちろんシックスパックタックスです。自宅でトレーニングをするためのダンベル、自炊を増やすための調理器具、歩く距離を増やすためのランニングシューズ。これらを買うお金もすべてシックスパックタックスに該当します。砂糖たっぷりの缶コーヒーを飲もうと思ったけれど、思い直してフレッシュフルーツジュースにした。野菜不足を感じてランチにサラダを足した。そんなことだって、シックスパックタックスとみなしてOKです。

自分がどれだけ自分の健康のために投資しているのか。それを確認するのがシックスパックタックスです。月にいくら使えば合格ということはないのですが、自分で目標を決めてもいいでしょう。一度計算してみて、あまりにも少ないなと感じたら、少し増やしてみましょう。シックスパックタックスの支払いが少な過ぎると、運動不足や栄養バランスの偏りによってメタボリックシンドロームやロコモティブシンドロームを引き起こす可能性があります。**支払いによるリターンは、ずばり健康な体です**。支払わなければならないものだと考えれば、新しいトレーニングウェアだって躊躇《ちゅうちょ》なく買えますよ！

小さな一歩を踏み出すことで、遠くにたどり着ける

運動や食生活の改善を試みようと思ったとき、最初から大きな目標を立ててしまうと、継続するのが難しくなってしまいます。千里の道も一歩から、ということわざがあるように、まずは簡単なことでもいいから始めてみて、小さな目標を少しずつクリアしていくことが、最終的に大きな目標を達成するコツだと思います。

僕の友人にKさんという人がいます。お互いに忙しかったこともあって、最近1年ぶりに彼と会ったのですが、体型がガラリと変わっていました。前に会ったときから10kg以上体重が減ったそうなのです。どうしたのかと聞いてみると、彼は会社から自宅まで、毎日2時間かけて歩いて帰っているというのです。

僕は驚いて、どうやったらそんなことができるのかと彼に聞いてみました。

Kさんはまず、通勤のときに最寄り駅まで自転車で行っていたのを徒歩に変えてみたそうです。歩くことに慣れてきたところで、帰りは1つ手前の駅で降りてそこから徒歩で帰

宅するように。ここまでは実践している人もいるような気がするのですが、Kさんはそこから帰宅時に降りる駅を1つ1つ自宅から遠くしていったのだとか。1年かけて距離を延ばして、最終的に職場から自宅までの道のりを2時間かけて歩いて帰るのが習慣になったというわけです。最初から職場から自宅まで歩いて帰ろうとしたら、途中で辛くなってやめてしまった可能性が高いだろうと思います。できるところから始めて、少しずつハードルを上げていくお手本のようなやり方なのではないでしょうか。

海外にいる知人から、「20kgのケトルベルを持って1日4マイル歩くことにしたのだけれど、一緒にやらないか」と誘われたことがあります。最初は正直「なんだそれは!?」と思ったのですが、僕もチャレンジすることは好きなので、誘いにのってみました。4マイルはウチのジムの端から端までを188往復する距離です。最初のうちはすぐに腕がパンパンになってしまい、すぐにケトルベルを床に下ろしていました。しかし、続けているとだんだんケトルベルを下ろすまでの距離が延びていったのです。最終的にはケトルベルを床に下ろさずに、1時間程度で4マイルの距離を歩けるようになりました。

膝への負担が大きかったので、もうこのチャレンジはやりたくないのですが（笑）、これも千里の道も一歩から、に通じる挑戦だったなと思います。

コツコツ続ける努力は自分を裏切らない

クロスフィットの中にバーマッスルアップという種目があります。高い場所にあるバーにぶら下がり、プルアップ（懸垂）をして体を持ち上げたところから、今度はバーを腕で押すようにして（ディップス）、腕を伸ばしきって上半身を完全にバーの上まで持ってくるというものです。これに近い動きで、天井から吊るしてある2つのリングにつかまって行うリングマッスルアップという種目もあります。僕は、リングマッスルアップはできるのに、バーマッスルアップが苦手で、正直少し嫌いでした。

しかし、苦手だからと言って自分から遠ざけているのは、トレーナーとして、コーチとしてふさわしい姿勢ではありません。向き合うことが大切だろうと練習をすることにしました。バーマッスルアップは僕のように体の大きい人にはとくに難しいものなのですが、そんなことも言っていられません。

バーマッスルアップを攻略するために、動きをバラして、パーツごとに練習することにしました。バーにぶら下がって体重を支えるためのグリップ力を鍛える練習。懸垂のトレーニング。懸垂が終わったところから、ディップスで体を持ち上げる練習。そして実際にバーマッスルアップにトライしているところの動画を撮って動きを確認し、細かい部分を修正していきました。それを1年、2年と継続して、ようやく納得できるバーマッスルアップができるようになりました。最初から10段階の10をやろうとすると難しいのですが、1から始めて少しずつステップアップしていけば、たとえ時間がかかったとしても、最終的にはゴールに到達できるものなのです。

空手時代もそうでした。内弟子の頃、極真会館総本部の練習は、その場で突きと蹴りを繰り返す稽古や、前進しながら突きと蹴りを行う移動稽古と呼ばれる基本的なものが中心。来る日も来る日も基本練習を積み重ねていました。型の稽古も多く、1日に数種類の型の稽古を1つにつき30〜40分もかけて行っていました。大山総裁は、基本が身についていなければ真の強さは身につかないと考えていたのだと思います。

今、僕は逆立ちをして腕立て伏せをするハンドスタンドプッシュアップに向き合っています。50回続けてできるようになることを目標にして、基本の動きから練り直しています。これもバーマッスルアップのように、納得する動きがいつかできると思っています。

小さな変化だって集まれば大きな変化

人によっては毎日運動をするとか、毎食栄養バランスの整った食事をするということが無理難題に思えるかもしれません。いきなり何かを大きく変えて、それを続けるというのは、確かに大変な作業かもしれませんが、ほんのちょっとした変化だったとしても、それをたくさん集めることができれば、トータルで大きな変化になるものです。

僕はブラックのコーヒーしか飲まないのですが、20年ぐらい前は砂糖とミルクを入れた甘いコーヒーを飲んでいました。砂糖の摂り過ぎがよくないことはわかっていましたし、頭の中に甘いコーヒーをやめたいと思っている自分もいました。それで、まず2つ入れていた角砂糖を1つに減らしてみたのです。最初は物足りないと感じましたが、2週間もすると慣れてきました。そして今度は砂糖をゼロにして、ミルクだけに。これも続けていると大丈夫になり、最終的にはミルクを入れるのをやめました。あれだけ甘いコーヒーが好きだったはずなのに、今はとてもじゃないですが砂糖を入れたものは甘過ぎて飲めません。

コーヒーに砂糖を入れるのをやめるという選択は、毎日運動をすることに比べたら小さなことかもしれませんが、1日1杯飲んでいたとしても1日に2つ、1年間で730個の角砂糖の摂取を減らしたことになるのです。

たとえば、週に3回居酒屋に足を運んでいるのを2回に減らすことができれば、1年間で50回減るわけですから、飲酒の量はグッと減ることになります。オフィス内の移動をエレベーターから階段に変えるだけでも、1年間続ければかなりのカロリーを消費できるでしょう。毎日大盛りにしていたランチの白米を普通盛りにすることだって、糖質の過剰摂取を防ぐ大きな一歩になります。クルマで行っていたスーパーへの買い物を徒歩に変える。これだって年単位になれば、大きな違いになるでしょう。そして1つ1つは小さなことだとしても、10個変えることができたなら、それはすごい変化でしょう。

こんなことを変えたって大した意味がないのではないかと感じるような小さな選択の積み重ねが、大きな違いを生むということです。

体に悪そうだなと思うものを少しでいいので減らしてみる。体によさそうだなと思ったらちょっとしたことでも実行してみる。それを続けていれば、やがて健康的なライフスタイルが手に入ると思います。

飽きっぽいならあれこれ手を出したっていい

自宅でトレーニングをしたり、ジムに通ったりしたけれど、しばらくするとマンネリ化して飽きてしまった。そんな経験がある人も多いでしょう。そんな人にこそ一度体験してほしいのが、実は、クロスフィットなのです。第2章でも述べたように、メインワークアウトのWOD（ワークアウト・オブ・ザ・デイ）の内容は日替わりです。ジムに来るまで、自分がその日トライするメニューがわからないし、来るたびにメニューが違います。同じメニューを毎日繰り返していると、どうしてもマンネリ化につながりますが、クロスフィットには、それがないということです。

マンネリ化を防ぐ1つの手段として僕がおすすめしたいのは、ある程度トレーニングを続けたら、思い切って取り組むメニューを変えてしまうということ。たとえば、僕は力を入れて練習するメニューを定期的に変えています。以前、北京オリンピックで銀メダルを獲得しているリフターのドミトリー・クロコフ選手に、ウチのジムでセミナーを開いてもらったことがありました。僕は通訳を担当したのですが、そのセミナーのおかげでリフティングのことが深く理解できたので、それからしばらくはリフティングの記録を狙ってみようと、リフティングを中心にトレーニングを続けました。目標の記録を達成したら、次は別の種目に。ローイングに取り組んでいた時期もありましたし、今は逆立ちの姿勢で腕立て伏せをするハンドスタンドプッシュアップに力を入れています。

種目を変えると、自分の成長を感じやすいというメリットもあります。たとえばジムに通っているなら定期的に使うマシンを変えてみる。長く通っているならフリーウェイトにチャレンジしてみる。試していなかったのならエアロビクスなどのスタジオトレーニングに参加してみる。できなかったことができるようになると達成感がありますし、違う刺激を与えることで筋肉が成長したり、体の動きがよくなったりすることもあるはずです。

ランニングに飽きを感じ始めたら、有酸素運動という共通点があるサイクリングに変えてみたり、水泳を取り入れたりするのもいいでしょう。しばらく離れていると、また走りたくなったりするものです。同じ競技をずっと続けなければいけないなんていうことはありません。大切なのは運動を続けること。1つの競技を続けるのに飽きてしまったのなら、別の競技にチャレンジすればいいのです。

たっぷり寝ることもトレーニング

「睡眠負債」なんていう言葉もありますが、日本人の5人に1人が寝不足の状態なのだとか。健康な体の維持には栄養バランスのよい食事や、適度な運動とともに、睡眠による休養もとても大切な要素です。睡眠には体や脳を休ませてリカバリーする、脳に入ってきた情報を整理する、免疫力をアップするといった効果があると言われています。つまり、睡眠が足りていないと、これらに問題が出てくるということです。常に疲れを感じる、体のホルモンバランスが崩れる、風邪をひきやすくなるなどということが起こるわけです。

トレーニングをして食事にも気を遣っているのに筋肉がつかない、トレーニングをした翌日に疲れが残っていると感じている人は、一度睡眠を見直してみることをおすすめします。僕はファイターとしての現役時代、午前中のトレーニングをして昼食を食べたら必ず昼寝をしていました。そうしないと、体が十分に回復せず、質の高いトレーニングを継続できなかったからです。

睡眠不足は肥満につながるとも言われていて、そこにもホルモンが関係しています。食欲は胃から分泌されるグレリンによって促され、脂肪細胞から分泌されるレプチンによって抑制されます。睡眠が不足すると、グレリンが増えて、レプチンが減ってしまいます。寝不足だと食欲のコントロールが難しくなり、食べ過ぎてしまうということです。また、睡眠の質の悪さは代謝リズムも乱すようで、これも太る原因です。食事に気を遣い、運動もしているのになかなか脂肪が減らないという人が、睡眠時間を増やしたことで劇的に痩せたという例もあります。

僕が推奨したい睡眠時間は8時間。そう聞くと、そんなに時間をとれるわけがない、というビジネスパーソンの方もいるかもしれません。6時間未満という人がかなりの割合でいるわけですから、8時間なんて無理な数字に思えるのも仕方ありません。しかし、本当に8時間の睡眠が難しいのか、一度自分の生活習慣を見直してほしいのです。

不必要な残業をしていないか。同僚や上司との飲み会をもう30分早く切り上げられたのではないか。家に帰ってからのネットサーフィンやゲームをもう少し短くできたのではないか。明日に回してもいいメールの返信やSNSのやり取りをしていないか。深夜のテレビ番組をだらだらと観ていないか。きっと削れる時間があるはずです。

睡眠時間の確保とあわせて、睡眠の質を高める作業もしていきます。ポイントとしては、寝室にスマートフォンを持ち込まない、寝るときは部屋を暗くする、ということです。すぐに眠れないという人は、紙の本で読書をしたり、ストレッチをしたりしてもいいと思います。それから、眠る直前に食事をとるのも厳禁。消化活動に力が使われてしまい、睡眠の質が下がってしまいます。

体を動かすのと同じように、体を休めることも大切。眠ることも1つのトレーニングだと思ってください。しっかり睡眠がとれたら、それだけであなたの体のコンディションはグッとよくなるはずです。

CHAPTER 4

ペタス流・100歳まで生きる食事術

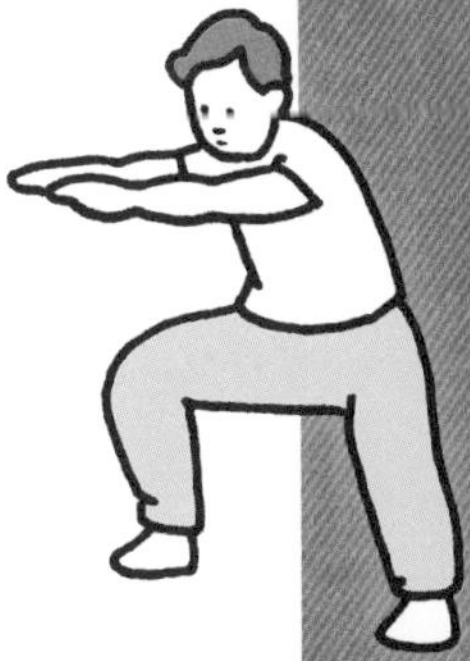

これだけでOKなんていう食事方法はありません

時折、極端な食事法やダイエット方法がちょっとしたブームになり、ワイドショーなどで騒がれたりもします。○○しか食べない、△△を完全にカットするといったものですね。みなさんも1つぐらいやったことがあるかもしれません。

僕もファイター時代からこれまで、あらゆる食事法を一通り、自分の体を使って一定期間テストしてきました。あまりにも理屈が通っていないひどいものは除き、もしかしたらそんなこともあるかもしれないと気になると、一度は試してみたくなってしまうのです。

あれこれとテストしてみた結果、僕は1つの結論にたどり着きました。**特定の食材ばかりをたくさん食べる、あるいは何かの栄養素を完全にカットするといった食生活は、どれも健康的ではない**ということです。

高級食材でなければ、1つのものをたくさん食べるといった食事方法はそれほど難しいものではありません。特定の栄養素をカットするというのも、大好物の場合は少々大変かもしれませんが、コストがかかるものではありません。シンプルでお金がかからないダイエット方法に見えるから、ワイドショーなどで取り上げられ、ブームになるのかもしれませんが、体にいいことはありません。ダイエット効果がなかったくらいならまだマシで、極端な食事方法は、栄養バランスを崩し、体に悪影響を与えてしまいます。

中には一時的に体重が減ったり、体脂肪が減少したりするものもあるでしょう。しかし、見かけに騙《だま》されてはいけません。大事なのはパフォーマンスです。食事の量が減れば、それに伴って体重が減るものですが、あまりに太っている場合は別として、体重が減れば健康になるかというとそういうわけでもありません。筋力も落ちていないか、元気に活動できているか、体がいいパフォーマンスを発揮できているかに目を向けてください。

あなたに必要なのは、〇〇しか食べないことではなく〇〇も食べるようにすること、△△を完全にカットすることではなく△△を少し減らして□□の量を増やすことという場合が多いはずです。

極端な食事方法は言葉のインパクトがあり、効果がありそうな気がしてしまうのですが、ほとんどが百害あって一利なし。試した僕が言うのだから間違いありません。

何事もバランスが大切なのです。

糖質は必ずしも悪者じゃない

糖質制限という言葉は随分と一般的になりました。コンビニやスーパーには糖質オフ、糖質ゼロと書かれた飲料もたくさん並んでいます。確かに糖質の過剰摂取は肥満の原因になるので、避けるようにしている人も多いかもしれません。

また、糖質の過剰摂取は、インスリンの効きが悪くなる、インスリン抵抗性と呼ばれる状態を引き起こす原因だと言われています。

食事をして血糖値が上がると、膵臓からインスリンが分泌されます。インスリンは、筋肉と肝臓の細胞に働きかけて、糖を取り込む準備をさせます。そして糖は筋肉と肝臓でエネルギー源として使われたり、グリコーゲンとして貯蔵されたりします。余った糖を取り込むように働きかけるのもインスリンの仕事。インスリンの頑張りによって、血糖値が下がるということです。インスリンの効きが悪くなると、血糖値が高い状態が続いてしまい、それをなんとかしようと膵臓が頑張り過ぎると、インスリン分泌機能も低下。それが引き金となって、糖尿病を引き起こすわけです。

このように糖質の過剰摂取は、肥満や生活習慣病の原因になります。とは言え、糖質はけっして悪者ではありません。むしろ体にとっては必要不可欠な栄養素です。

糖質は人間にとって大事なエネルギー源。とくに、脂質を取り込んでエネルギー源に変換する工場でもあるミトコンドリアを持っていない脳や神経細胞にとっては、糖質が原則的に唯一のエネルギー源だと言われています。また、糖質には脂質と結びついて細胞膜を作る、細胞から水分が過剰に失われないように保護するという役目もあるようです。つまり、糖質を必要以上にカットするのは、体に悪いということです。

厚生労働省による2020年版「日本人の食事摂取基準」には、三大栄養素である糖質、脂質、たんぱく質の推奨バランスは、糖質50〜65％、脂質20〜30％、たんぱく質13〜20％とあります。PROTEIN（たんぱく質）、FAT（脂質）、CARBOHYDRATE（炭水化物）の頭文字をとって、PFCバランスと言われることもありますが、1日に摂取する総エネルギー量のうち、半分以上は糖質で摂取することが推奨されているということになります。過剰な制限は必要ないのです。

ウチのジムでは、入会希望者には体験会の代わりに無料相談を受けつけています。クロスフィットがどんなものであるかを説明しながら、その人が抱えている体の悩みや、どう変わりたいのかなどを聞いたりします。

ある女性の話を聞いてみると、明らかに糖質をカットし過ぎていました。その人は、ダイエットのために、ごはんやパンなどの炭水化物は一切食べずに、サラダばかりを食べていたのですが、あるときから体重が減らなくなってしまったというのです（僕から見れば、ダイエットする必要はなさそうだったのですが、それは置いておいて）。話を聞く限り、彼女の食事は糖質もたんぱく質もかなり少なく、摂取カロリー自体が不足しているように感じました。

カロリーを制限すれば、しばらくは体重が減るかもしれませんが、必要以上にカロリーを抑えると、体は代謝を下げて節約モードに切り替えると言われています。節約モードのときに糖質を摂取すれば、体はそれを蓄えておこうとします。その結果、体重が減らない、むしろ増えるといったことも起こるのですね。

ランチがラーメンとチャーハン、みたいなことは避けるべきですが、糖質も体に必要なものだということは覚えておきましょう。

トレーニングに励むなら糖質は欠かせません

糖質、脂質、たんぱく質は、いずれもエネルギー源となる栄養素。糖質は誰でも必要量を摂取するべきものなのですが、日常的にトレーニングをしている人にとっては、筋肉の材料になるたんぱく質と同様、意識的に摂ってほしいものでもあります。

筋肉の主なエネルギー源は糖質と脂質ですが、高強度のトレーニングをするときに使われるのは糖質だと言われています。糖質不足は、トレーニングの質を下げたり、スタミナ切れにつながったりする可能性があるということです。

また、糖質は、脂質やたんぱく質に比べると消化・吸収が早いので、トレーニング前、トレーニング中の補給にも適しています。糖質には1つの分子からなる単糖類、分子が2つの二糖類、それから単糖類が多数結合した多糖類があります。ブドウ糖や果糖などの単糖類はそれ以上分解されないので、摂取すると素早く吸収され、エネルギー源になってくれます。アスリートがバナナやオレンジジュースなどで補給するのは、スピーディにエネルギーに変わる果糖が含まれているからなのです。

実は筋肉量を維持するためにも糖質は欠かせません。筋肉に蓄えられたグリコーゲンが不足すると、体は筋肉のアミノ酸を分解して、エネルギーとして利用します。その結果、筋肉量が低下してしまうのです。ハードなトレーニングを行っているのなら、体がエネルギー切れにならないよう、意識的に糖質を摂取しましょう。

僕自身、体を大きくしようとしていた内弟子時代はかなりの量のごはんを食べていましたし、ファイター時代はトレーニングの質が低下しないように、昼寝とこまめな栄養補給は日課でした。何度も繰り返しますが、糖質の過剰摂取は体によくありません。しかし、エネルギー源として重要な栄養素ですし、トレーニングで体をたくさん動かす人ならば、必要以上にカットしてはいけないものなのです。

僕も一度は試してみるべきだろうと、糖質制限をやってみたことがあります。テストだったこともあって、少しきつめにカットしてみました。しばらくすると、体重は確かに落ちたのですが、どうもパフォーマンスがよくないし、集中力の低下や、疲れやすさを感じるようにもなりました。

糖質とはうまく付き合うことが大事なのです。

健康維持に必須なのはたんぱく質

体を構成する材料となる重要な栄養素、それがたんぱく質です。筋肉、皮膚、髪、爪、歯、骨、内臓、血管、血液など、人体の20%がたんぱく質でできていると言われています。体重が60kgの人なら、12kgがたんぱく質ということです。とくに筋肉は、水分を除くとほとんどがたんぱく質。筋肉量を維持し、増やすためにはたんぱく質が不可欠です。

たんぱく質は20種類のアミノ酸で構成されています。肉や魚を食べると、そのたんぱく質は消化吸収されてアミノ酸に分解され、体内で再びたんぱく質に合成されます。

たんぱく質を構成する20種類のアミノ酸のうち、ロイシン、イソロイシン、バリン、リジン、メチオニン、フェルアラニン、スレオニン、トリプトファン、ヒスチジンの9種類は、人間の体内で合成することができず、食事から摂取する必要があります。そのため、これら9種類のアミノ酸は必須アミノ酸と呼ばれています。

この中の1種類でも不足しているとたんぱく質の合成ができないため、毎日の食事から摂る必要があるのです。

良質なたんぱく質を摂りましょう、などと言われることがありますが、**良質なたんぱく質とは9種類の必須アミノ酸をバランスよく含んでいる食品のこと**。国連食糧農業機関、世界保健機関（WHO）、国連大学によって定められた必須アミノ酸含有量の基準値があり、すべてを満たしていると、アミノ酸スコアが100となります。アミノ酸スコアの高い食品を意識的に摂取していれば、必須アミノ酸不足に陥ることはないでしょう。

アミノ酸スコア100の食品は、牛肉、豚肉、鶏肉、鶏卵、牛乳、大豆、まぐろ、さけ、いわし、あじなどです。ちなみに、精白米はアミノ酸スコアが65、パンはアミノ酸スコアが44。どちらもリジンの含有量が少なく、ごはんやパンだけで食事を済ませてしまうと、すぐにリジン不足の状態になり、たんぱく質の合成が滞ってしまいます。

たんぱく質を摂るだけでなく、その「質」に目を向けて、アミノ酸スコアの高い食品を積極的に食べるように意識することをおすすめします。左ページのアミノ酸スコア表を参考にしてみてください。

◆ 食品中のアミノ酸スコア

食　品	点
牛乳	100
ヨーグルト	100
卵	100
牛肉	100
豚肉	100
鶏肉	100
あじ	100
いわし	100
かつお	100
さけ	100
ぶり	100
ツナ	100
豆腐	93
枝豆	92
プロセスチーズ	91
大豆	86
豆乳	86
えび	84
あさり	81
ブロッコリー	80
にら	77
いか	71
ひよこ豆	69
グリーンピース	68
かぼちゃ	68
じゃがいも	68
いんげん豆	68
精白米	65
ポークソーセージ	63
アーモンド	50
ほうれん草	50
トマト	48
食パン	44
うどん	41
とうもろこし	42
小麦粉	37

参考：日本食品標準成分表（七訂）

たんぱく質、足りていますか？

みなさんは、たんぱく質を1日にどのくらい摂取しているでしょうか。厚生労働省による2020年版「日本人の食事摂取基準」には、成人男性の推奨量が1日65g、成人女性の推奨量が1日50gとあります。ですが、たんぱく質の必要量は当然、体のサイズで異なると考えられます。よく言われるのは、**体重1kgあたり1gのたんぱく質を摂る**というものの。体重が70kgなら1日に70gのたんぱく質を摂りましょうということです。

そして、もしあなたがトレーニングで筋肉量を増やそうとしているのであれば、体重1kgあたり1.5～2gのたんぱく質を摂ったほうがいいでしょう。体重が70kgなら105～140gのたんぱく質摂取が必要ということになります。

アミノ酸スコアの高い良質なたんぱく質は、肉類、魚類、鶏卵、牛乳、大豆ですから、これらのどれかを毎食摂るのがおすすめです。

肉の種類や部位、魚の種類によって、もちろんたんぱく質量は異なりますが、おおよそのたんぱく質量を知っていると、目標値に達しているかどうかを判断しやすいはず。肉や魚は手のひらサイズ（約100g）で、16〜20gのたんぱく質を摂れます。また、鶏卵は1個で7g程度、牛乳はコップ1杯で6〜7g、木綿豆腐は3分の1丁（約100g）で6〜7gのたんぱく質を含んでいます。

体重70kgの人が体重1kgあたり1gのたんぱく質量をクリアしようと思ったら、1食あたり、20〜25gの摂取が必要になるので、**毎食、肉か魚を摂るようにしたいところ。もし、朝は軽めに済ませたかったとしたら、鶏卵や牛乳、チーズなどを食べるようにすれば、たんぱく質量を確保することができます**。

体重1kgあたり1.5〜2gのたんぱく質摂取を狙う場合は、かなり積極的に高たんぱく食品を摂らなければいけません。体重70kgの人が体重1kgあたり2g摂取しようと思ったら、1食あたり40gを超えなければいけません。これはあまり現実的ではないので、おやつ代わりにヨーグルトやソーセージ、サラダチキンなどを食べたり、プロテインを活用したりして不足分を補うといいでしょう。

筋トレを頑張っているのに筋肉量が増えないという悩みを抱えている人は、一度自分のたんぱく質摂取量を確認してみてください。

油もすべて悪者というわけではない

とくに女性ですが、油を控えています、という人も多いですね。糖質とたんぱく質はそれぞれ1gで4キロカロリーなのに対して、脂質1gは9キロカロリー。確かに脂質は高カロリーなので、気をつけないと、あっという間にカロリーオーバーになります。揚げ物、ステーキについた分厚い脂肪、鶏肉の皮を好んで食べる人、マヨネーズやドレッシングをたっぷりかける人は、さすがに注意が必要でしょう。

ただ、**食事から摂取した脂質がそのまま体脂肪になるわけではありません。体内でエネルギー源としてしっかりと働きます**。問題なのは、摂り過ぎてしまうこと。

糖質の話でも触れましたが、厚生労働省が発表している糖質、脂質、たんぱく質の推奨バランスは、糖質50～65％、脂質20～30％、たんぱく質13～20％です。糖質は主食なので摂取しやすく、脂質は高カロリーです。糖質と脂質をやや抑えて、たんぱく質を積極的に摂ろうとするぐらいでちょうどいいはずです。

もちろん、身長や体重などの体格によって適正な数値は異なるものですが、2020年版「日本人の食事摂取基準」には、推定エネルギー必要量として、30〜49歳の男性で活動レベルが普通なら2700キロカロリー、スポーツなどをしていて活動レベルが高ければ3050キロカロリー、同世代の女性の場合は、前者が2050キロカロリー、後者が2350キロカロリーとあります。参考にして、一度自分の摂取カロリーやPFCバランスを計算してみてもいいかもしれません。

糖質と同様、油も、大切なのは、何を摂るかです。油の質を決めるのは、含まれている脂肪酸。脂肪酸は大きく飽和脂肪酸と不飽和脂肪酸の2つに分けられます。

飽和脂肪酸は、肉類や乳製品などの動物性脂肪の主成分。ココナッツオイル、やし油などの熱帯植物の油脂にも多く含まれています。バターやチーズに含まれる酪酸、ラード(豚脂)に多いパルチミン酸、ヘット(牛脂)やココアバターに多いステアリン酸、ココナッツオイルに含まれるラウリン酸など、常温で固体なのが特徴です。

飽和脂肪酸は摂り過ぎると生活習慣病のリスクが上がると言われていますが、不足するのもＮＧ。過剰に摂らなければよいでしょう。

一方の不飽和脂肪酸は、オメガ３、オメガ６、オメガ９という３つに分類されます。オメガ３系の代表は、α－リノレン酸、ＥＰＡ・ＤＨＡ。α－リノレン酸は、エゴマ油やアマニ油、ＥＰＡ・ＤＨＡはいわしやさばなどの青魚に多く含まれています。オメガ６系の代表格はリノール酸。コーン油、べに花油、大豆油などに多い脂肪酸です。オメガ９系の代表はオレイン酸。オリーブオイルや、品種改良されたハイオレックタイプのべに花油やなたね油に多く含まれています。

この中で、**オメガ3系のα－リノレン酸、オメガ6系のリノール酸は、体内で合成できず、食事から摂取しなければならないため、必須脂肪酸と呼ばれています**。ただ、オメガ６系は、いわゆる植物油として外食や加工食品に使われることも多いので、無理をしてまで摂る必要はないかもしれません。

僕もよいと言われる油をあれこれと試してみたりしました。そのうえで僕個人の体感をもとにおすすめしたいのは、フィッシュオイル。つまりオメガ３系の魚の油を積極的に摂ることです。**EPA・DHAは血中の中性脂肪の上昇を抑える効果が認められていて、血液、血管の健康維持に重要な役割を果たすと言われています。**「油＝太る」わけではないことがわかりますね。

いわし、さば、さけなど、魚を多く食べることを意識するだけで、明らかに体の調子がよくなりました。昔ながらの日本の食は素晴らしい！

脂質の中身を気にしてみてください。きっと体が変わりますよ。

長く元気でいたいならグリーンティーを飲もう

120歳まで元気に生きる計画をスタートしてから始めた習慣の1つが、グリーンティー（緑茶）を飲むことです。とある記事で、カテキンの効能を読んだことがきっかけなのですが、自分でもいろいろと調べていくうちに、これは飲まないわけにはいかないだろうと思ったのです。最初は飲み慣れなかったのですが、しばらく飲んでいると味も好きになり、いまでは自分でグリーンティーを淹《い》れるようになりました。体のコンディションもよくなったと感じていて、ウチのジムでもグリーンティーを販売するまでになりました。

有名なカテキンの効能の1つが、脂肪を代謝する力の向上です。脂肪を分解・消費して、エネルギーに変える働きとも言い換えられます。内臓脂肪を溜めにくい、溜まったとしても消費しやすいということですね。さらに、コレステロール吸収の抑制効果も認められています。カテキン入りの飲料を継続して飲むと、総コレステロール値、LDLコレステロール値が低下するようです。血液内にLDLコレステロールが増えると、血管壁に入り込み、動脈硬化の原因になります。動脈硬化が進むと、心筋梗塞や脳卒中のリスクが高まると言われています。

また、**カテキンには、抗酸化作用、抗ウイルス作用（インフルエンザなど）、殺菌作用、血圧低下作用、血糖値上昇抑制作用があるとされています**。最近の注目度で言えば、気になるところは抗酸化作用と抗ウイルス作用（インフルエンザなど）でしょうか。

人間は生きるエネルギーを生産するために、酸素を使います。酸素はストレスや、紫外線、疲労などによって、活性酸素に変わります。体内には、活性酸素を無毒化するスーパーオキシドディスムターゼという酵素があるのですが、その働きは加齢とともに低下すると言われています。活性酸素が増え過ぎると、それが動脈硬化やガンの発症につながるので、活性酸素を除去する抗酸化作用を持つ食品を摂取することは、長く元気でいるためにとても重要なのです。緑茶にはカテキン以外にも抗酸化作用があるビタミンCやビタミンEも含まれていて、抗酸化食品としてかなり優れています。

抗ウイルス作用について言えば、カテキンにはインフルエンザウイルスの感染抑制効果があるという研究結果の報告もあります。一般的なA型、B型に加えて、２００９〜２０１０年に流行したＨ１Ｎ１型と呼ばれる新型インフルエンザウイルスにも効果があるようです。緑茶を飲んでいればインフルエンザにかからないというわけではないと思いますが、少しでもリスクを下げられるのであれば、嬉しいですよね。

まだまだあります。カテキンにはアレルギー抑制効果があるそうです。アレルギーの原因物質に反応するマスト細胞の活性化を抑えて、ヒスタミンの放出を抑制すると考えられています。花粉症に悩まされている人の症状も緩和されるようですよ。

緑茶には、カフェインも含まれています。カフェインには覚醒作用、強心作用、利尿作用、消化吸収を助ける作用、体脂肪の分解を促進する作用があると言われています。コーヒーの代わりに目覚めの１杯として飲んだり、食後のリラックスタイムに飲んだりするのにも適しています。最近では、運動パフォーマンスの向上や集中力アップに効果があるということで、アスリートやトレーニーが、トレーニングの前にカフェインを摂るようになっていたりもします。運動前にも緑茶がいいということですね。

緑茶の旨味成分であるアミノ酸の一種、テアニンもすごい。テアニンにはリラックス作用があり、ストレス緩和や睡眠の質を改善する効果が期待できるそうです。睡眠をサポートする、緊張を緩和するなどとパッケージに書かれたテアニンを含む機能性表示食品もたくさんあります。カフェインの覚醒効果と矛盾する気がするかもしれませんが、テアニンには興奮を適度に抑制する働きがあり、カフェインの効果は穏やかなのだとか。ちなみに、温度の高いお湯で淹れるとカテキンやカフェインが多く抽出されて、温度の低いお湯で淹れたり、水出しにしたりするとテアニンが多く抽出されるそうです。

活性酸素から体を守る抗酸化作用があって、インフルエンザ感染抑制効果もあり、アレルギーにも強い。対ストレス効果があって、睡眠の質も高めてくれる。脂肪燃焼を助けてくれるし、集中力もアップする。

カテキンは、120歳まで元気に生きるという僕の目標達成に欠かせないものとなっています。僕がグリーンティーを飲み続けている理由をわかってもらえたでしょうか。緑茶は日本の宝です！　飲まないのはもったいないと思いますよ。

驚きのパワーを秘めているブルーベリー

グリーンティーを飲むほかに、僕が習慣にしているのがブルーベリーを食べることです。ストロベリーと比べると、日本では果実をそのまま食べることに馴染《なじ》みがないかもしれませんが、アメリカではスーパーフードとされていたりします。

ブルーベリーの持つ効果の1つが心臓血管機能の向上。ブルーベリーを継続的に食べることで、循環器疾患の発症リスクの低下、血圧の低下、動脈壁硬化の改善が期待できるという研究報告があります。これはブルーベリーに豊富に含まれているポリフェノールの一種、アントシアニンの効果だと考えられています。

メタボリックシンドロームと診断された人たちに、ブルーベリーを継続摂取してもらったところ、インスリン感受性が高まったという研究報告も。成人病予防の効果が期待できるということですね。

また、ベリー類に含まれるポリフェノールには肉体疲労の回復効果があるとも言われています。アスリートが激しいトレーニングをした際に発症する炎症ストレスを軽減するそうです。僕も現役のファイター時代にこれを知っていたら、今以上にブルーベリーを積極的に食べていたかもしれません。

アントシアニンとビタミンCを豊富に含むブルーベリーは、抗酸化作用が高いフルーツで、活性酸素の除去に役立ってくれます。緑茶とブルーベリーの摂取を習慣化すれば、活性酸素をかなり抑え込むことができるのではないかと思っています。

アントシアニンの抗酸化作用、それからブルーベリーに多く含まれている食物繊維は、腸内環境を整えてくれます。腸内環境は、健康に直結していると言われています。腸は、菌やウイルスから体を守る免疫の基地でもありますから、常に整えておくべきでしょう。

さらにブルーベリーには、高齢者の認知機能の改善に役立つ、花粉症などのアレルギー症状を抑える働きがあるといった研究報告もあります。かなりメリットが多いことがわかってもらえたのではないでしょうか。

何事もバランスですし、基本的には、さまざまな食材を食べたほうが健康的だと思っています。フルーツだって季節に合わせていろいろなものを食べてほしいのですが、そのうえで、ブルーベリーはマメに食べるメリットがあるなと思っているのです。

アップルサイダービネガーで体を整える

みなさん、アップルサイダービネガーをご存知でしょうか。日本語で言うと、リンゴ酢ですね。これがまた、体へのメリットが多い。僕は毎日、コップ1杯の水に、スプーン1杯のアップルサイダービネガーを入れて飲んでいます。

アップルサイダービネガーを食前に摂取しておくと、食後の血糖値の上昇が緩やかになるという研究報告があります。酢に含まれている酢酸が、でんぷんの吸収を妨げるようなのですが、血糖値の急上昇で血管を傷つけることを防いだり、肥満や成人病の予防にもつながったりするということです。

また、酢には血圧降下作用があることが認められています。これはアップルサイダービネガーに多く含まれているカリウムの効果だと言われています。継続的に飲むことで、高血圧を予防できるのです。

クエン酸が豊富に含まれているのもアップルサイダービネガーの特徴です。ランニングやトレーニングを定期的に行っている人の中には、クエン酸のサプリメントを摂取している人もいるのではないでしょうか。クエン酸には、筋肉中の乳酸の代謝を進め、乳酸濃度を下げる効果があります。乳酸はけっして悪者ではないのですが、乳酸が溜まると筋肉が酸性に傾いて、強い疲労感を感じます。乳酸のスムーズな処理は、トレーニング強度の維持にもつながりますし、体を追い込んだ後の疲労感が軽減されます。

アップルサイダービネガーを継続的に摂取すると腸内環境の改善が期待できるとも言われています。その結果、便秘が改善する、肌がきれいになるなどの効果を感じる人が多いようです。女性のみなさんにはとくにおすすめしたいと思います。

僕は水で薄めて飲んでいますが、ドレッシングやピクルスを作るのに使っている人も多いようですし、ヨーグルトに混ぜるなんていう摂り方をする人もいるようです。

アップルサイダービネガーがどんなに体によかったとしても、1度や2度口にしたぐらいでは、効果を感じないでしょうし、実際に改善もあまり期待できません。運動や食生活の改善も同じですが、継続することで大きな効果を期待できるようになります。

アップルサイダービネガーも、自分にとって習慣化しやすい摂取の仕方を見つけることが大切です。いろいろと試してみてください。

体を守りたいなら、腸内環境を整える

ここまでに何度か触れてきましたが、腸内環境を整えることは、健康維持の大切な要素。腸の主な役割は、消化、吸収、排泄《はいせつ》です。腸内環境が悪くなってくると、まず症状として表れるのがお腹の不調でしょう。大腸の蠕動《ぜんどう》運動が鈍くなると便秘になり、活発になり過ぎると下痢になると言われています。便秘や下痢は、肌荒れの原因にもなります。

また、腸は免疫にも大きく関わっています。免疫とは、有害な細菌やウイルスなどの病原体から体を守る仕組みのこと。腸は食べ物だけでなく、あわせて細菌やウイルスが入り込んでくる可能性のある場所。そのため体中の免疫細胞の約70％が集まり、体内への侵入を防いでいるのです。近年の研究では、腸内細菌が腸の免疫系の機能維持に関係していることがわかっています。つまり、**腸内環境が悪化すると、病気のリスクが高くなってしまうということです**。

腸内環境を整えるのによいとされているのが、発酵食品に含まれる乳酸菌をはじめとす

る細菌。**発酵食品の代表格は、ヨーグルト、チーズ、キムチ、納豆、ぬか漬け。味噌や醤油もそうです**。日本食は発酵食品の宝庫ですね。僕は来日した当初、納豆はかなり苦手だったのですが、内弟子生活では食卓に並んだものを食べる以外の選択肢がなかったので、頑張って食べ続け、今では好きになってしまったくらいです。

発酵菌と一口に言っても、種類はさまざま。数百種類あるとも言われています。腸内環境のためにヨーグルトを摂ってみようと決めた場合、いくつかの種類をしばらく試してみて、自分に合っているなと感じたものを続けてみるといいでしょう。

発酵食品と同様、食物繊維も腸内環境を整えるのに欠かせない存在。食物繊維は、消化管の酵素量を増やして働きを活発にする、大腸の蠕動運動を促すといった効果があると言われています。大腸をクリーンに保つのに重要な役割を果たしているということです。

食物繊維は、穀類や野菜、豆類に多く含まれています。どれも昔の日本人はたくさん食べていたものだと思うのですが、食生活の欧米化に伴って摂取量が減少しているようです。また過度な**食事制限で穀類の摂取が少なくなってしまうと、食物繊維不足になりがちです**。ダイエットを始めたら便秘になったという経験がある人もいるのではないでしょうか。腸内環境を守るためにも、極端な食事制限は避けたいものです。

自炊が最高の健康的な食事術

僕がすべての人に自信を持っておすすめしたい健康的な食事術、それは自炊です。そんなことで健康になれるのか、と疑問に思う人もいるかもしれません。しかし、そんなふうに思っている人ほど、自炊の効果は大きいのではないかと思います。

お店を相当選ばない限り、外食はどうしても栄養バランスが偏ってしまいがち。三大栄養素で言えば、糖質と脂質が多くなり、たんぱく質は少なくなると思います。肉や魚をたくさん食べようと思ったら高価になってしまいますし、ごはんやパンがおかわり自由だったりするとついつい食べ過ぎてしまったりもしますよね。セットになっていたら、アイスクリームやケーキなどのスイーツを食べることもあるでしょう。

自炊をするということは、自分で食材を選ぶということです。すると、野菜や果物が少ないことや、脂身の多い肉ばかり選んでいることに気づきやすくなったりします。調味料を選ぶときも、何が含まれているかをチェックするようにもなります。外食だと食材は何とかわかったとしても、調味料までは何をどれくらい使っているかわかりません。もしかしたら、砂糖や油が必要以上にたっぷり入っているかもしれませんし、外食続きだと知らず知らずのうちに塩分過多になっているかもしれません。何をどれだけ摂取しているかを自覚できるというだけでも自炊の意味はあるのです。

そんなに料理に凝る必要はありません。何品も作る必要もありません。僕も自分で料理をしますが、作るものはシンプルです。

たとえば鶏のもも肉のオーブン焼き。調味料はヒマラヤのピンクソルトだけです。これとサラダを一緒に食べるのですが、サラダの中身は茹でたブロッコリーに、トマト、ピーマン、きゅうり、アボカドです。

サーモンのオリーブオイル焼きは週に2回ぐらい作ります。フライパンにちょっと多めにオリーブオイルを入れて、揚げるのに近い感じでサーモンを焼きます。そうすると皮はパリパリで中はジューシーに。味付けはこれもピンクソルトだけ。これで、たんぱく質もオメガ3系の脂質もしっかり摂れます。

いろいろな食材をバランスよく摂れるので鍋料理もよく作ります。好みはカレー味で、市販のカレールウを使うことも、スパイスを使って作ることも。肉は牛肉か豚肉、玉ねぎ、人参、白菜を入れたら、出来上がりです。

調理法が限りなくシンプルなので、食材、調味料はなるべく安心できる質のよいものを手に入れたいですね。ちなみに僕は、肉も魚も買うお店を決めていて、行きつけのお店を〝オアシス〟と呼んでいます。そう、ラクダが砂漠の中で水を飲むオアシスです。自分だけの〝オアシス〟を見つけられたら、あなたの食習慣は最強です。

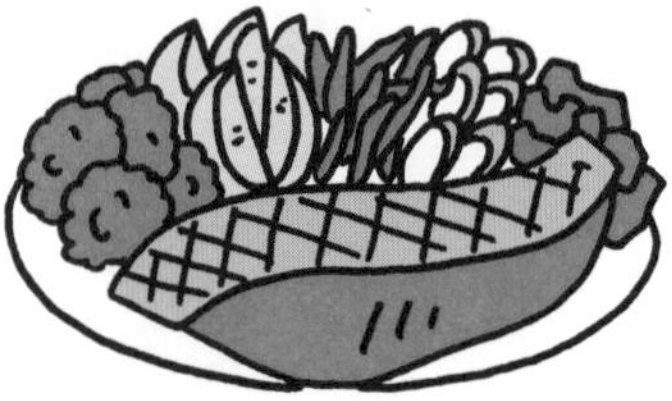

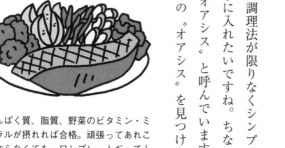

たんぱく質、脂質、野菜のビタミン・ミネラルが摂れれば合格。頑張ってあれこれ作らなくても、ワンプレートだって十分なご馳走だ。

CHAPTER 5

ゼロから始める！一生動ける体を作るプログラム

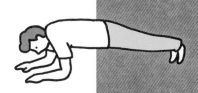

一生動ける体を手に入れるための土台作り

さあ、いよいよ僕がおすすめするトレーニングの実践編です。メニューはとてもシンプル。ストレッチ、スクワット、プランクの3つで構成されています。

この3つを選んでいるのには理由があります。スクワットは、臀部や大腿《だいたい》という下半身の大きな筋肉を刺激して効率よく筋力アップしてくれるだけなく、股関節の動きもスムーズにしてくれます。プランクは背筋や腹筋など、いわゆる体幹部分を鍛えることができます。ストレッチはそれぞれの部位の柔軟性を高めてくれるものです。スクワットもプランクも入口は、運動初心者にも無理なく取り組めるごく簡単な動きになっています。

トレーニングはこの3つの組み合わせで1週間ごとにメニューが変わり、2ヵ月（8週間）でゴールとなります。

1週間ごとに少しずつトレーニングの強度が上がっていきます。それは、しっかりとトレーニングの効果を出すためでもありますが、**少しずつ高くなるハードルをクリアしてい**

くことで、達成感や自分がレベルアップしていくことの面白さを味わってほしいからでもあります。成功体験を得られれば、運動をすることに対して苦手意識がある人でも、それを払拭することができると思います。

ストレッチ、スクワット、プランクを2ヵ月続けることができたらどうなるか。僕が約束できるのは、今までよりも体を動かしやすくなり日常動作が少し楽になるであろうということと、生涯フィットネスを続けていくための準備ができるということです。2ヵ月間のトレーニングの目標は、ダイエットでもありませんし、マッチョになることでもありません。一生動ける体を手に入れるための土台作りなのです。

2ヵ月後、あなたの体は動かしやすいものになっています。その結果、スクワットとプランクに加えて腕立て伏せをやってみようかな、ランニングを始めてみようかな、といった気持ちが湧いているかもしれません。学生時代に楽しんでいたスポーツを、もう一度始めてみようかなという気持ちが芽生える可能性も高いでしょう。

2ヵ月後、あなたは2ヵ月間トレーニングを続けたという自信を手に入れています。継続できるか心配で入会を迷っていたスポーツジムやヨガスタジオにも、自信を持って足を運ぶことができるでしょう。トレーニングの効果はフィジカルだけでなく、メンタルにも及ぶもの。もう怖いものはありません！

2ヵ月後、あなたは運動する習慣をつけています。2ヵ月間、きっちりと運動をする時間を作ることができたということですし、トレーニングと向き合えたということです。自分がどうすれば運動を続けることができるのか、自分が運動を続けることを阻もうとするものがどんなものなのか（テレビやゲームの誘惑？　お酒の飲み過ぎ？　仕事の忙しさ？）を理解できているはずです。

快適な体であることの楽しさを知り、それが継続的な運動の効果だと頭と体で理解できれば、土台作りは完璧です！

しかし、**完璧にこの通りにやらなければいけないというわけではありません**。1週目のメニューがきつくてクリアするのが大変だったのであれば、翌週も同じメニューを続けて、ステップアップの準備が整ったと感じたら、次のメニューに取り組みましょう。**忙しくて1日サボってしまった。それも問題ありません。**７日で進むステップを８日にすればいいだけです。毎日のトレーニングがきつければ、最初のうちは１日置きで取り組んでも構いません。自分のペースで進むことが肝心です。

マラソンだってマイペースで進まなければゴールにたどり着けません。仮にゴールに到達するのが３ヵ月、半年かかったとしても何も悪いことはありません。むしろ、それだけ長くトレーニングを継続できたことに自信を持ってください。目標は土台作りです。時間をかけて作った土台は、それだけしっかりしているとも言えるのです。

フィットネスは生涯続けていくものですから、焦りは禁物。自分に適したペースを見つけて、楽しむことが大切です。

さあ、次のページからのメニューを参考に、さっそく始めてみましょう。

◆ 2ヵ月で一生動ける体を作るトレーニングプログラム

メニューそれぞれのやり方は、142ページからの説明を参考に。僕が教える動画でも確認できますよ！

動画（無料）はこちらから。タブレット、スマートフォンなどで右のQRコードを読み取ってください。

パソコンからアクセスする方は下記から。
http://excelling.co.jp/book

週	メニュー	ページ	回数
1週目（1～7日目）	ストレッチ	142～147	
	スクワット・アクティベーション	148	5回
	ネガティブ・スクワット	149	10回
	プランク	154～155	15秒×1セット
2週目（8～14日目）	ストレッチ	142～147	
	スクワット・アクティベーション	148	5回
	ネガティブ・スクワット	149	20回
	プランク	154～155	15秒×2セット
3週目（15～21日目）	ストレッチ	142～147	
	スクワット・アクティベーション	148	10回
	チェア・スクワット	150	20回
	プランク	154～155	20秒×2セット
4週目（22～28日目）	ストレッチ	142～147	
	スクワット・アクティベーション	148	10回
	チェア・スクワット	150	5回×6セット
	プランク	154～155	20秒×3セット

週	メニュー	ページ	回数
5週目（29～35日目）	ストレッチ	142～147	
	スクワット・アクティベーション	148	10回
	エア・スクワット	151	5回×5セット
	プランク	154	30秒×3セット
6週目（36～42日目）	ストレッチ	142～147	
	スクワット・アクティベーション	148	10回
	エア・スクワット	151	5回×10セット
	プランク	154	45秒×3セット
7週目（43～49日目）	ストレッチ	142～147	
	スクワット・アクティベーション	148	10回
	ポーズ・スクワット	152	5回×5セット
	ワーム・レイズ	155	10回
8週目（50～55日目）	ストレッチ	142～147	
	スクワット・アクティベーション	148	10回
	ポーズ・スクワット	152	5回×10セット
	ワーム・レイズ	155	30回
8週目・最終日（56日目）	ストレッチ	142～147	
	スクワット・アクティベーション	148	10回
	エア・スクワット	151	連続50回にチャレンジ!

ストレッチのメニュー

ストレッチは、トレーニングに向かう体と心の両方の準備をするためのものでもあります。あまり気が進まないと感じている方でも、まずストレッチだけでもやってみてください。ストレッチで筋肉の緊張がほぐれ、体が温まってくると、それに伴ってやる気が出てくるものです。もちろん、そこまでやってもやる気が出ない日は、休んだってかまいません。明日やればいいんです！

◉ 準備のストレッチ

縦横に腕を大きく伸ばして肩関節を動かしながら、胸の筋肉もストレッチ。前屈で腰周辺とハムストリングスを伸ばす。体も温まります。

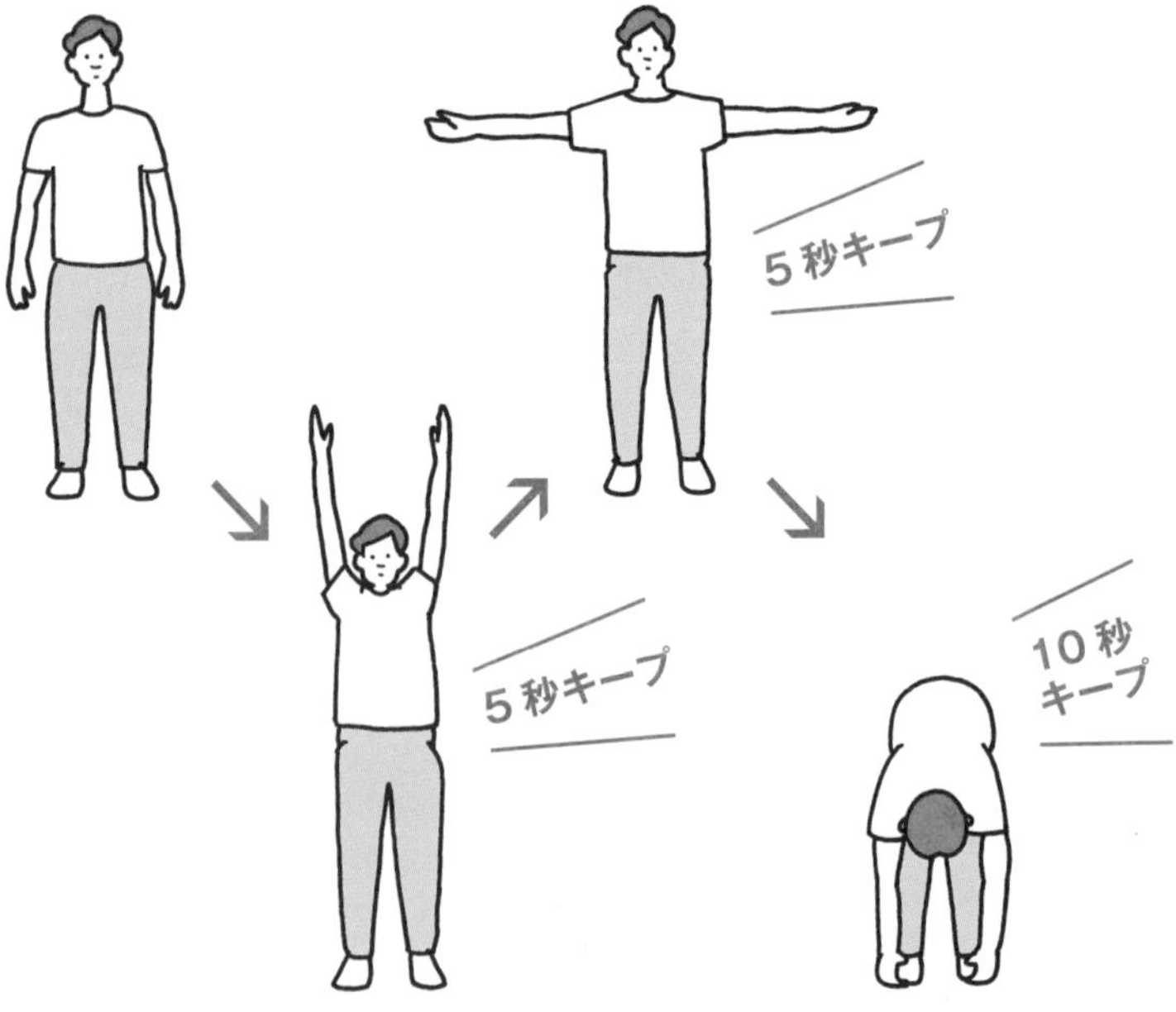

両足を肩幅に広げて立つ。背すじを伸ばして、視線は前に。両腕をまっすぐ上に伸ばし、5秒キープ。両腕を横に広げる。両腕と胸を一直線にして、5秒キープ。両脚を伸ばしたまま前屈して、10秒程度キープする。前屈の際、腰痛のある人はムリしないように。床まで手が届かなくてもOK。2セット。

◉ 背中のストレッチ

意識的に背中を動かすことで、胸椎、腰椎を中心に背骨の動きをスムーズにしていきます。デスクワークの合間に行うのもおすすめです。

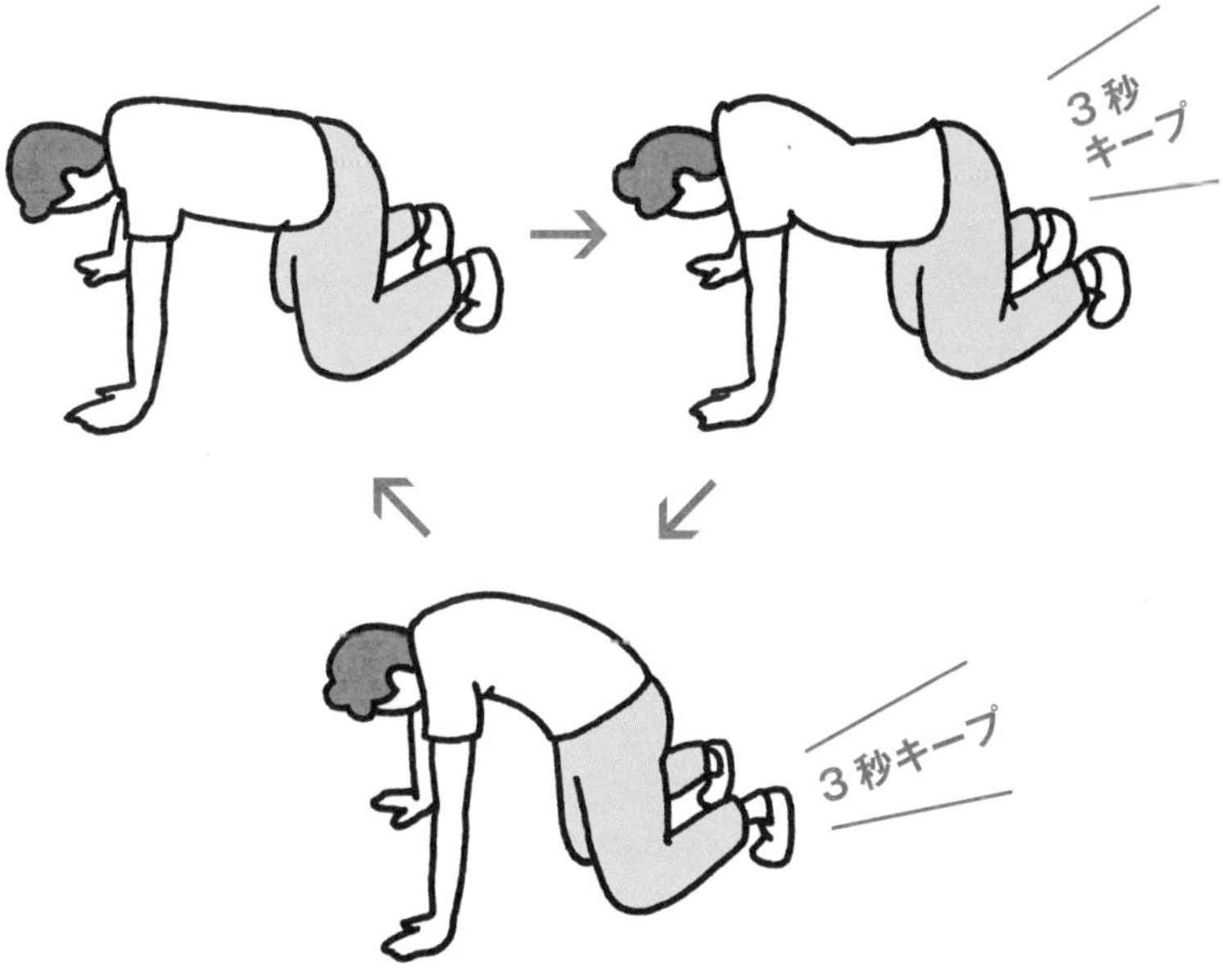

両手は肩幅、両膝は腰幅に開いて床に。ヘソを床に近づけるようにして、息を吐きながら背中を反らせ３秒キープ。背骨の動きを意識し、息を吸いながら、背中をゆっくりと丸めて３秒キープ。５回繰り返す。

◉ 大腿四頭筋のストレッチ

太ももの前側にある大きな筋肉群のストレッチです。柔軟性が高い人は床に寝てもOK。逆に体が硬い人は片脚を前方に伸ばして行いましょう。

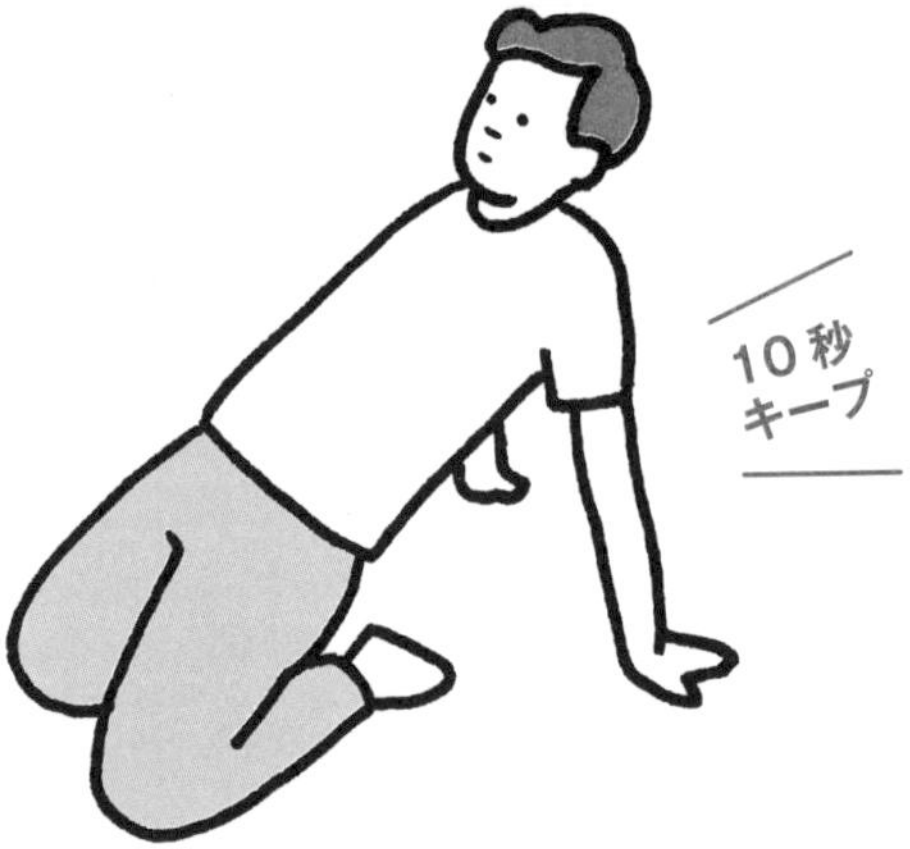

正座をして、両膝の間を少し開く。両手を体の後方につき、体を後傾させて、太ももの前側の筋肉を伸ばす。柔軟性が高い人は、さらに背中を床に近づける。10秒×2セット。

◉ハムストリングスのストレッチ

ふくらはぎではなく、太ももの裏の伸びを感じることが大切。体が硬い人は膝を曲げて行ったり、片脚ずつストレッチしたりしてもOK。

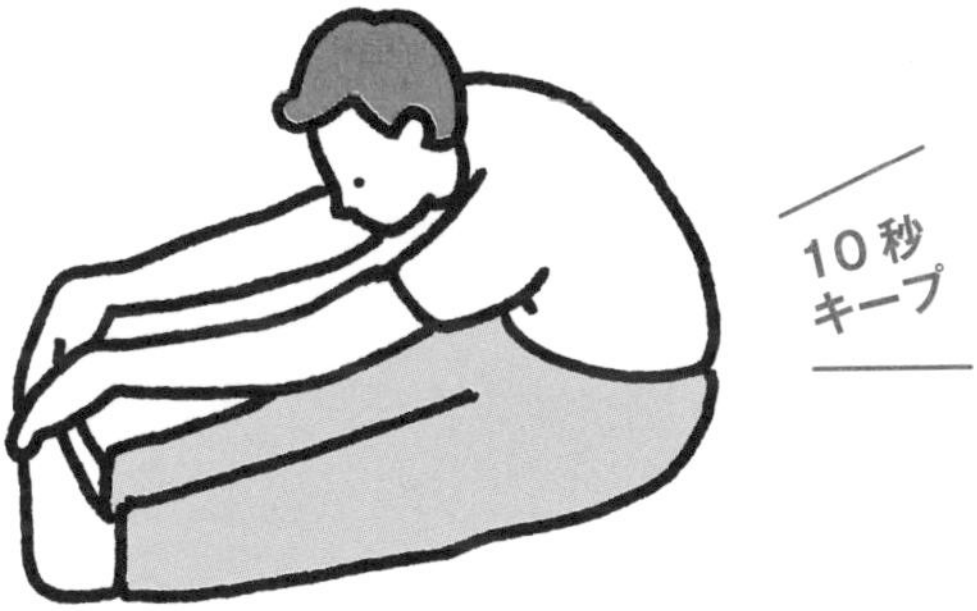

床に座り、両脚を伸ばす。股関節を曲げて体を前傾させ、両手で両足の先をつかむ。太ももの後ろ側の筋肉を伸ばす。難しければ、膝を少し曲げても構わない。かかとをつかむと、腰のストレッチにもなる。10秒×2セット。

◉ 内転筋群のストレッチ

床には坐骨で座り、骨盤が後傾しないように。余裕がある人は、足首でなく足先をつかんだり、体を前傾させたりしてさらに伸ばしましょう。

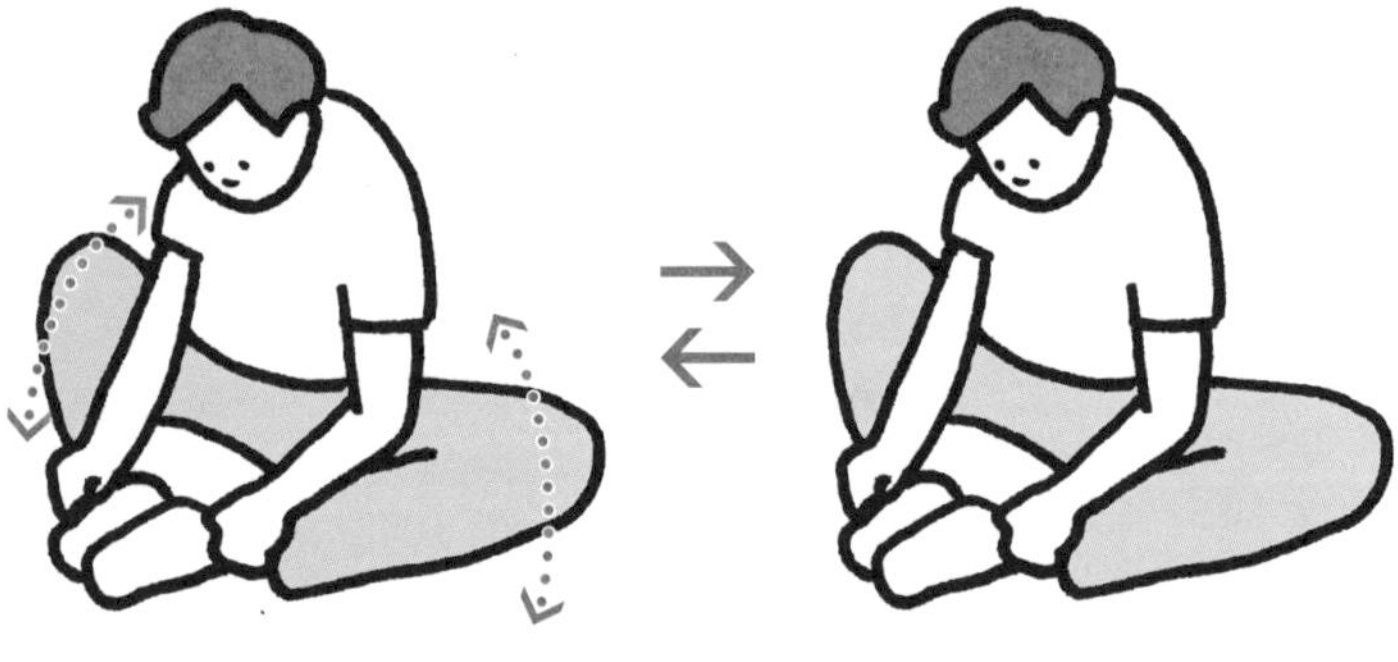

床に座り、足の裏を合わせる。両手で足首をつかんで、かかとをなるべく体に近づけ、両膝を上下に10回揺らす。次に両膝を床に近づけるようにして、太ももの内側の筋肉を伸ばし、10秒キープ。最後にまた両膝を10回揺らす。

◉ 股関節周辺のストレッチ

足を開く角度は自分の柔軟性に合わせればOKです。無理に開く必要はありません。床には坐骨で座り、骨盤が後傾しないようにします。

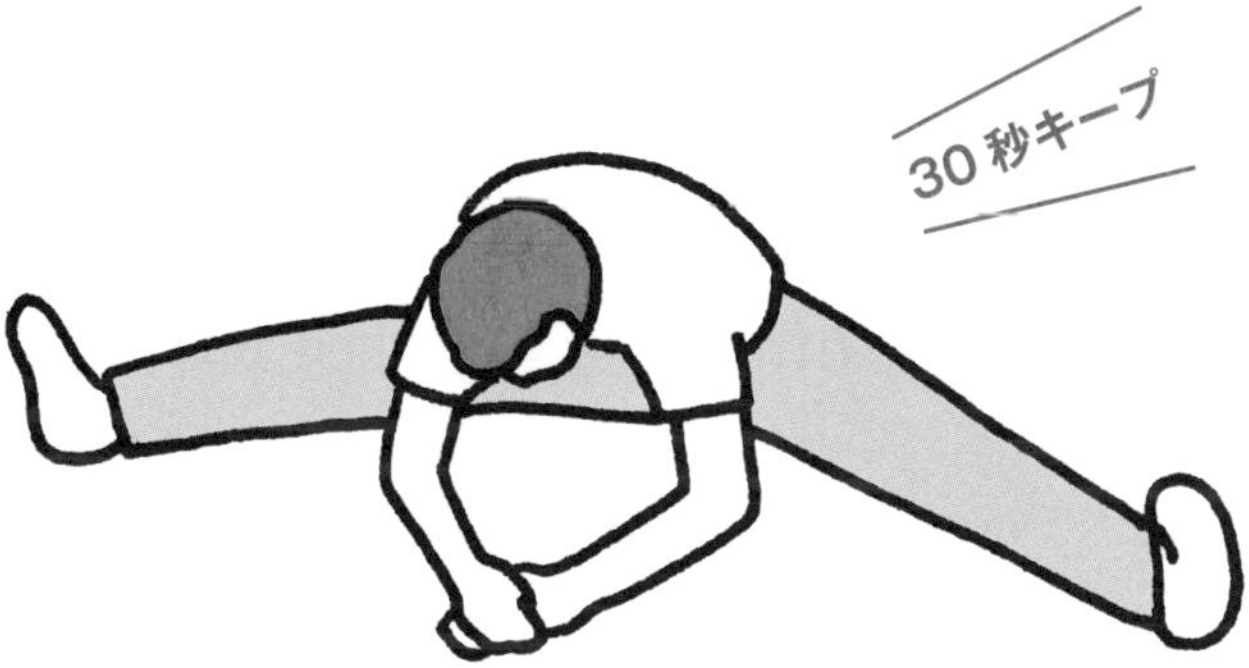

床に座り、両脚を左右に開く。つま先は天井方向に向ける。股関節から体を前に倒して、両手を床に。20秒キープする。

スクワットのメニュー

スクワットは、全身の筋肉のおよそ3分の2が集まっている下半身を、効率よく鍛えることができます。臀部、大腿の筋肉がつき、股関節の動きがスムーズになると、立つ、歩く、走るといった日常動作を気持ちよく行えるようになるでしょう。スクワット・アクティベーションは、ウォーミングアップのようなもの。本格的なスクワットの前に毎回行います。

◉ スクワット・アクティベーション

膝関節、股関節、鍛える筋肉の準備を整えるためのウォーミングアップ的なスクワットです。体の動きを確認しながら行いましょう。

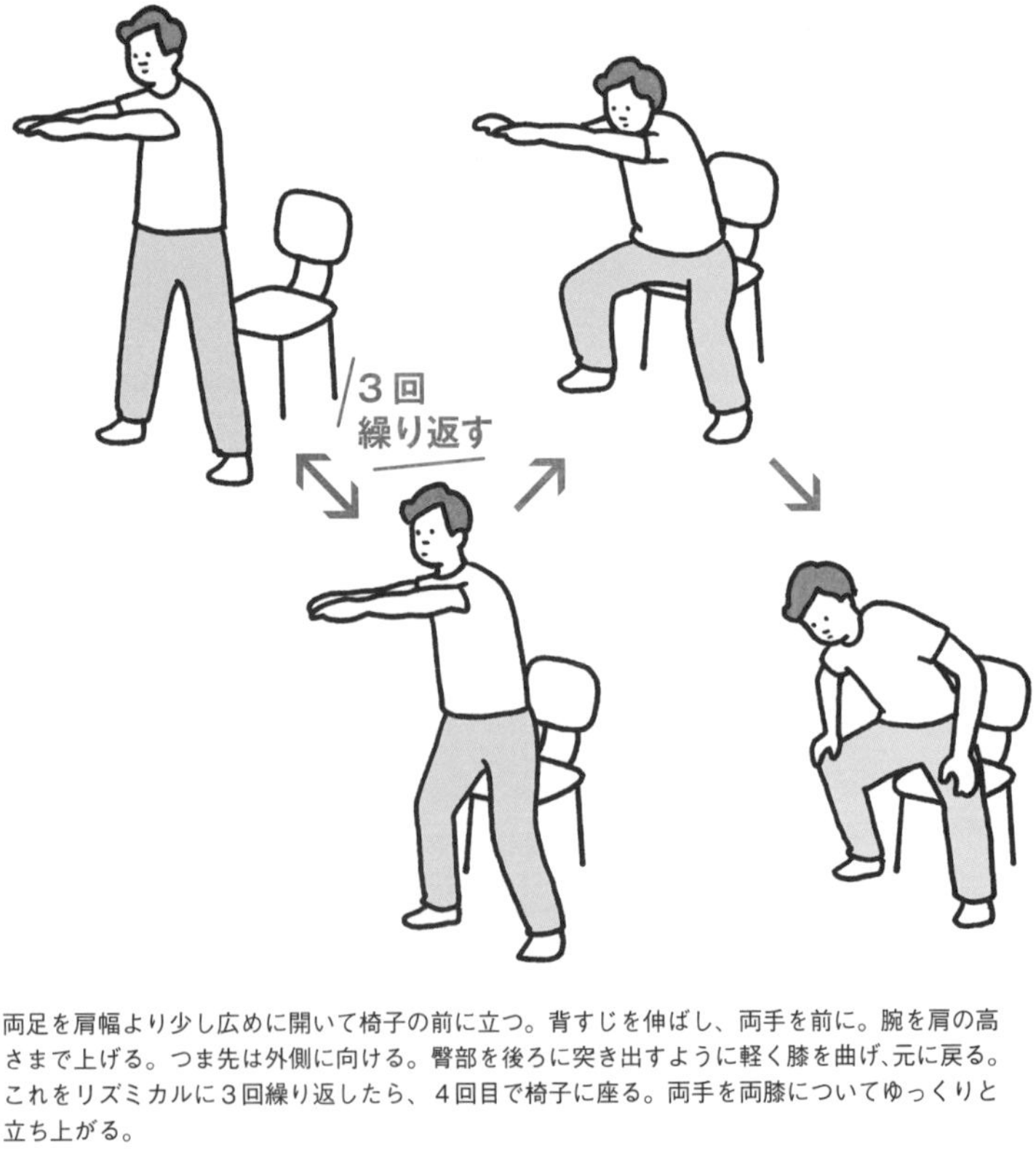

両足を肩幅より少し広めに開いて椅子の前に立つ。背すじを伸ばし、両手を前に。腕を肩の高さまで上げる。つま先は外側に向ける。臀部を後ろに突き出すように軽く膝を曲げ、元に戻る。これをリズミカルに3回繰り返したら、4回目で椅子に座る。両手を両膝についてゆっくりと立ち上がる。

◉ ネガティブ・スクワット

本格的なスクワットの動きに慣れるための、初歩的なスクワットです。勢いを使わずに、ゆっくりと腰を落としていきましょう。

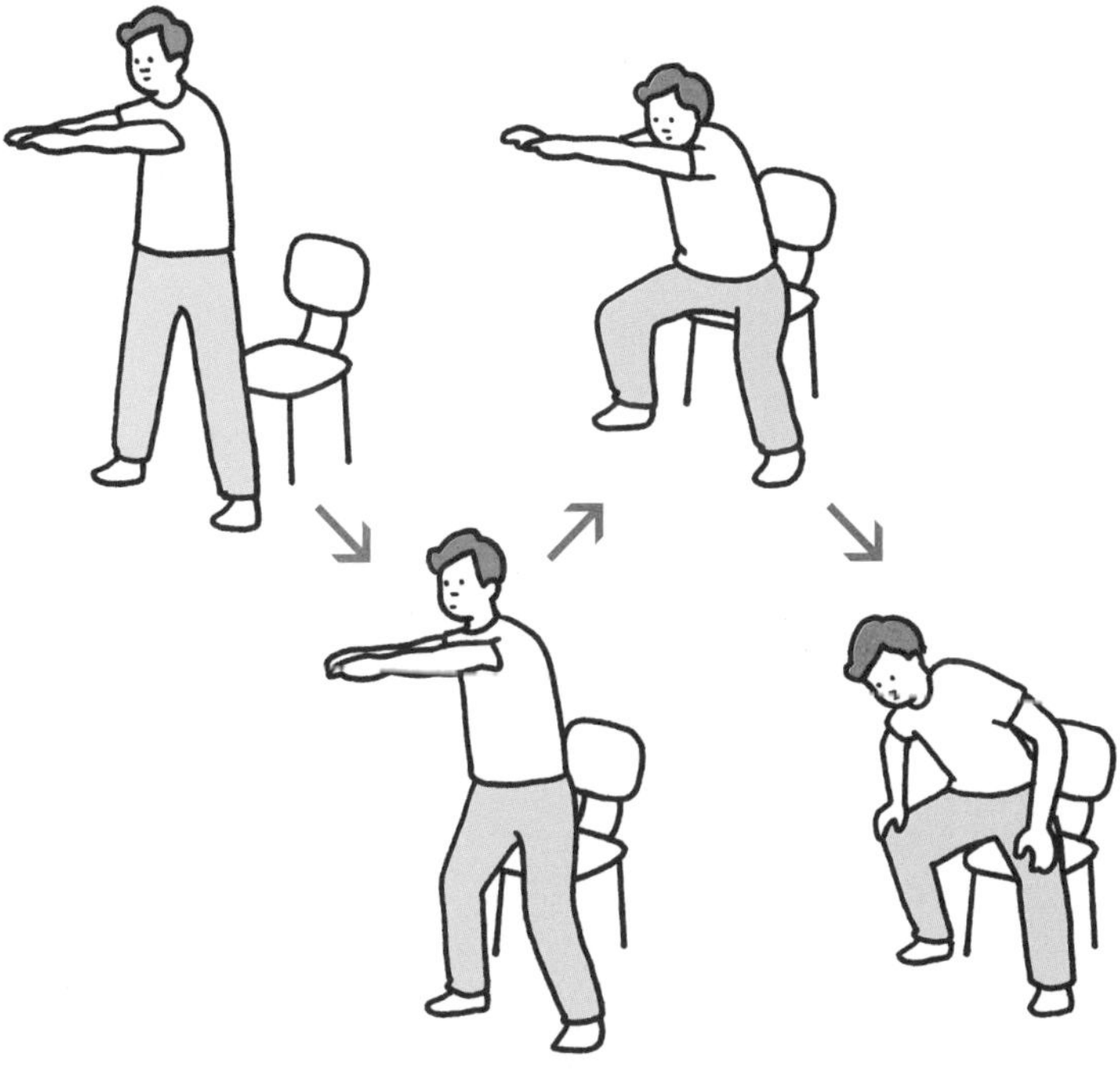

両足を肩幅より少し広めに開いて椅子の前に立つ。背すじを伸ばし、両手を前に。腕を肩の高さまで上げる。つま先は外側に向ける。臀部を後ろに突き出すようにゆっくりと腰を落としていく。座面に臀部がついたら一度座り、両手を両膝についてゆっくりと立ち上がる。

◉ チェア・スクワット

チェア・スクワットという名前ですが、椅子にべったりとは座りません。臀部が座面についたら、体重を預けずに立ち上がってください。

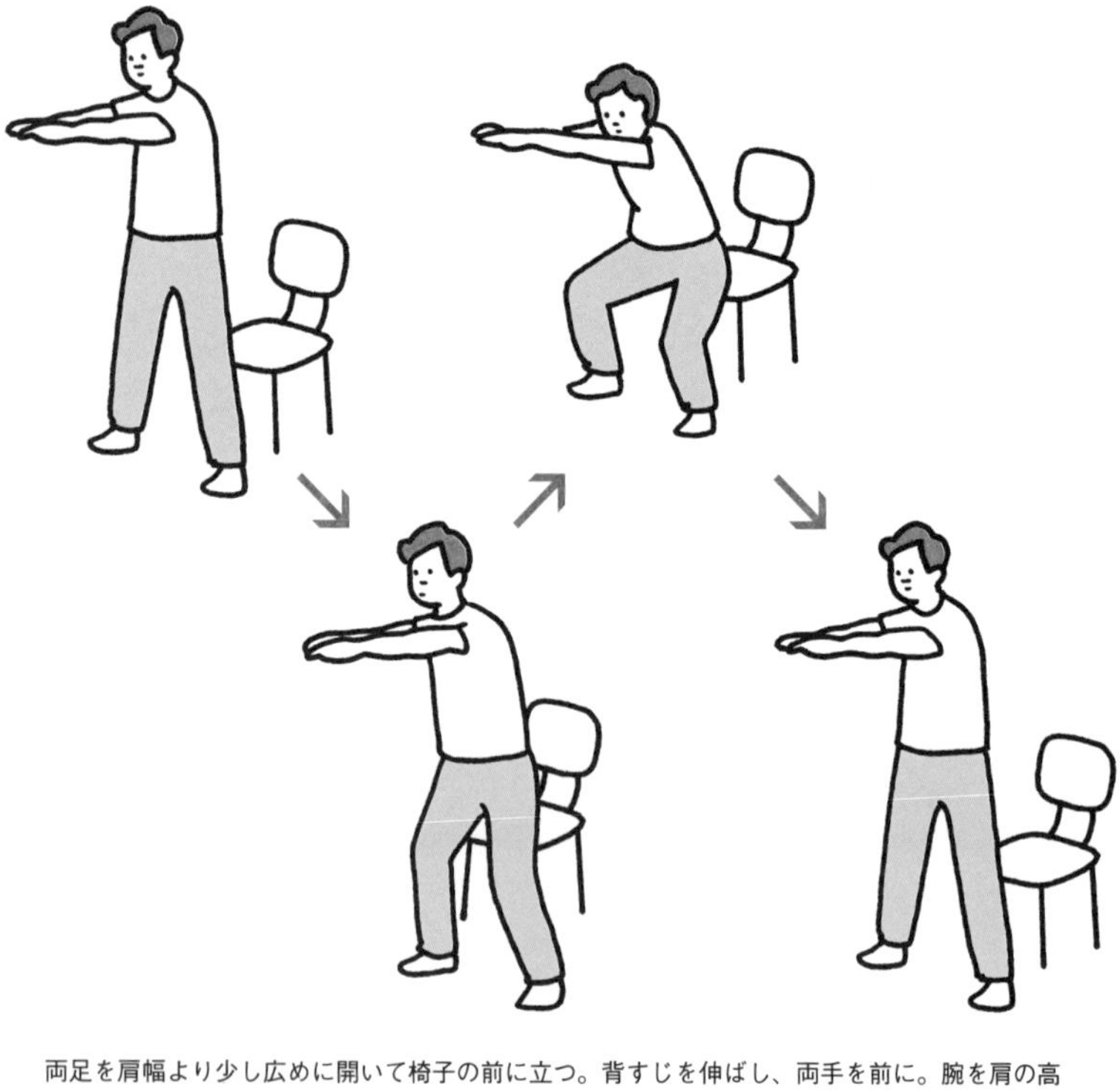

両足を肩幅より少し広めに開いて椅子の前に立つ。背すじを伸ばし、両手を前に。腕を肩の高さまで上げる。つま先は外側に向ける。臀部を後ろに突き出すようにゆっくりと腰を落としていく。座面に臀部が触れたら、タッチ＆ゴーで元に戻る。

◉ エア・スクワット

本格的かつベーシックなスクワット。これで回数がこなせれば一人前。腰を落とすときも立ち上がるときも反動を使わずに行いましょう。

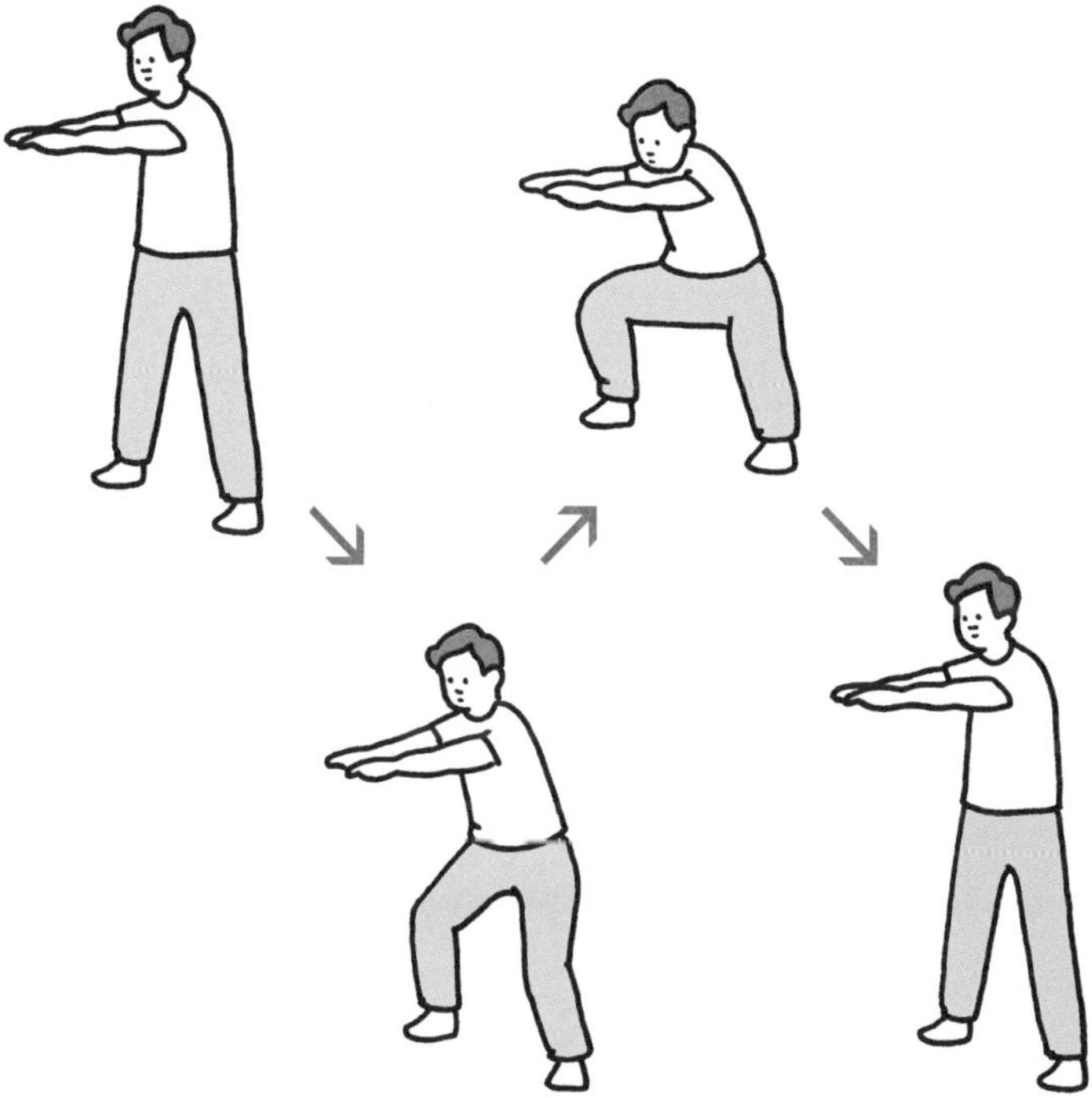

両足を肩幅より少し広めに開いて立つ。背すじを伸ばし、両手を前に。腕を肩の高さまで上げる。つま先は外側に向ける。臀部を後ろに突き出すようにゆっくりと腰を落としていく。太ももが床と平行になる高さまで腰を落としたら、元に戻る。

◉ ポーズ・スクワット

腰を深く落としたところで一旦止まる、高強度のスクワットです。キープしているときに、姿勢がグラグラしないように頑張りましょう！

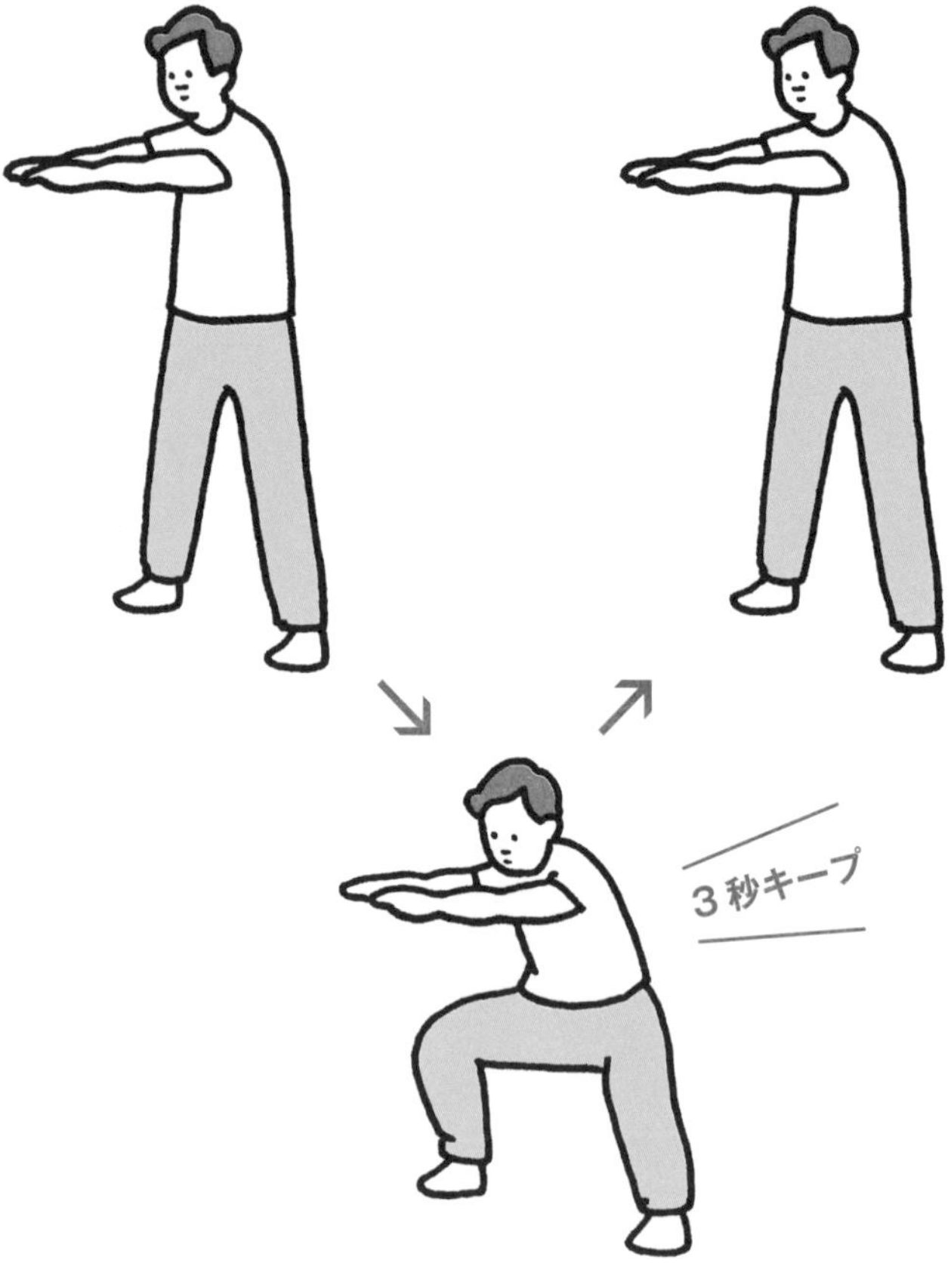

両足を肩幅より少し広めに開いて立つ。背すじを伸ばし、両手を前に。腕を肩の高さまで上げる。つま先は外側に向ける。臀部を後ろに突き出すようにゆっくりと腰を落としていく。太ももが床と平行になる高さまで腰を落としたら、その位置で３秒キープして、元に戻る。

◉ 膝が弱い人は……

膝に不安があり、エア・スクワットやポーズ・スクワットをする際、バランスがとりづらい人は、柱などにつかまって行いましょう。

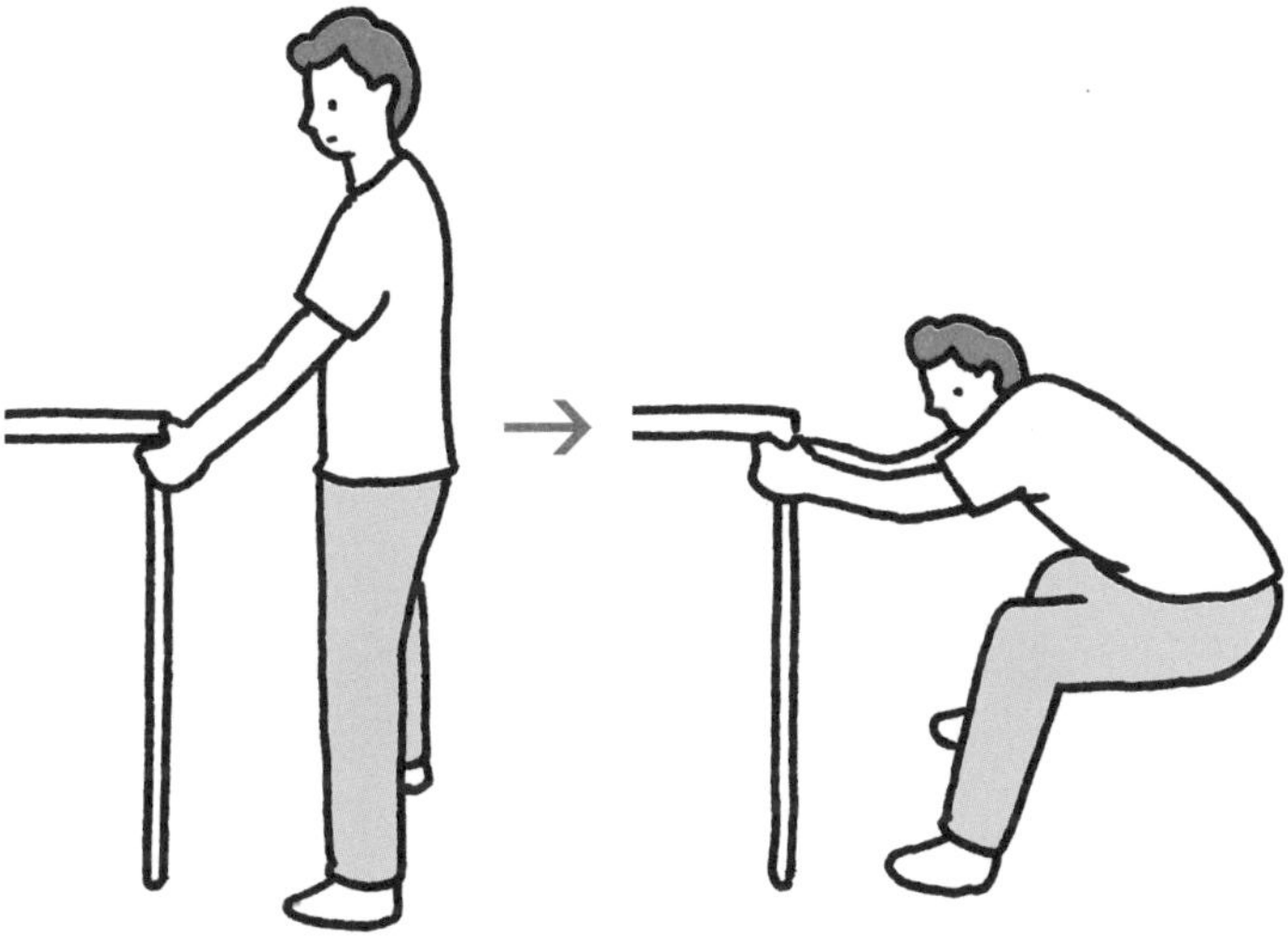

柱や手すり、テーブルの縁などをつかみ、両足を肩幅より少し広めに開いて立つ。背すじを伸ばし、両手を前に。腕を肩の高さまで上げる。つま先は外側に向ける。臀部を後ろに突き出すようにゆっくりと腰を落としていく。太ももが床と平行になる高さまで腰を落としたら、元に戻る。

プランクのメニュー

プランクは、体の中心部である背筋や腹筋、いわゆる体幹を鍛えることができます。姿勢がよくなり､上半身と下半身の連動性が向上するでしょう。さまざまな日常動作の安定性もアップします。腰痛予防にもなるトレーニングです。腰が落ちてしまうと、ターゲットとしている背筋や腹筋に効かなくなってしまうので、注意してください。

◉ プランク

腕や肩に力を入れずに行うのがコツ。どうしてもできないという人は、両膝をついた姿勢からスタートしても構いません。

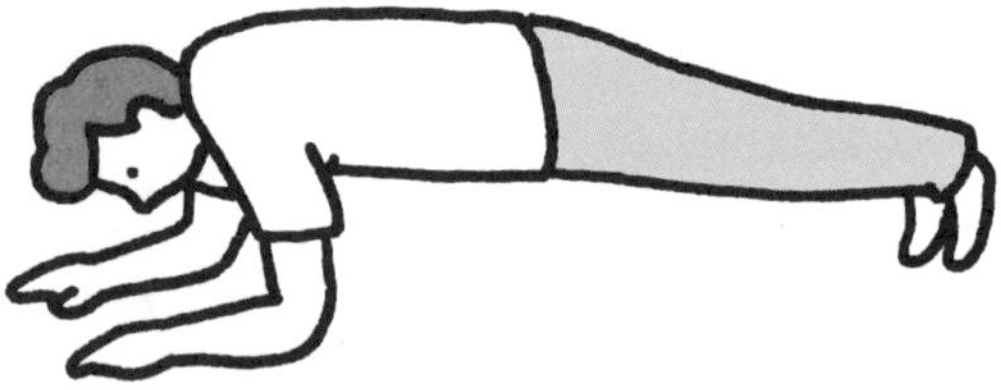

うつ伏せの姿勢から、前腕とつま先を床につき、体を持ち上げる。肘は肩の真下にくるように。視線は床に。臀部に力を入れて、腰が落ちないように注意する。

◉ ワーム・レイズ

スタートポジションに戻る際に、腰が落ちないように注意。反動を使うと効果が薄れるだけなく、腰に負担がかかってしまいます。

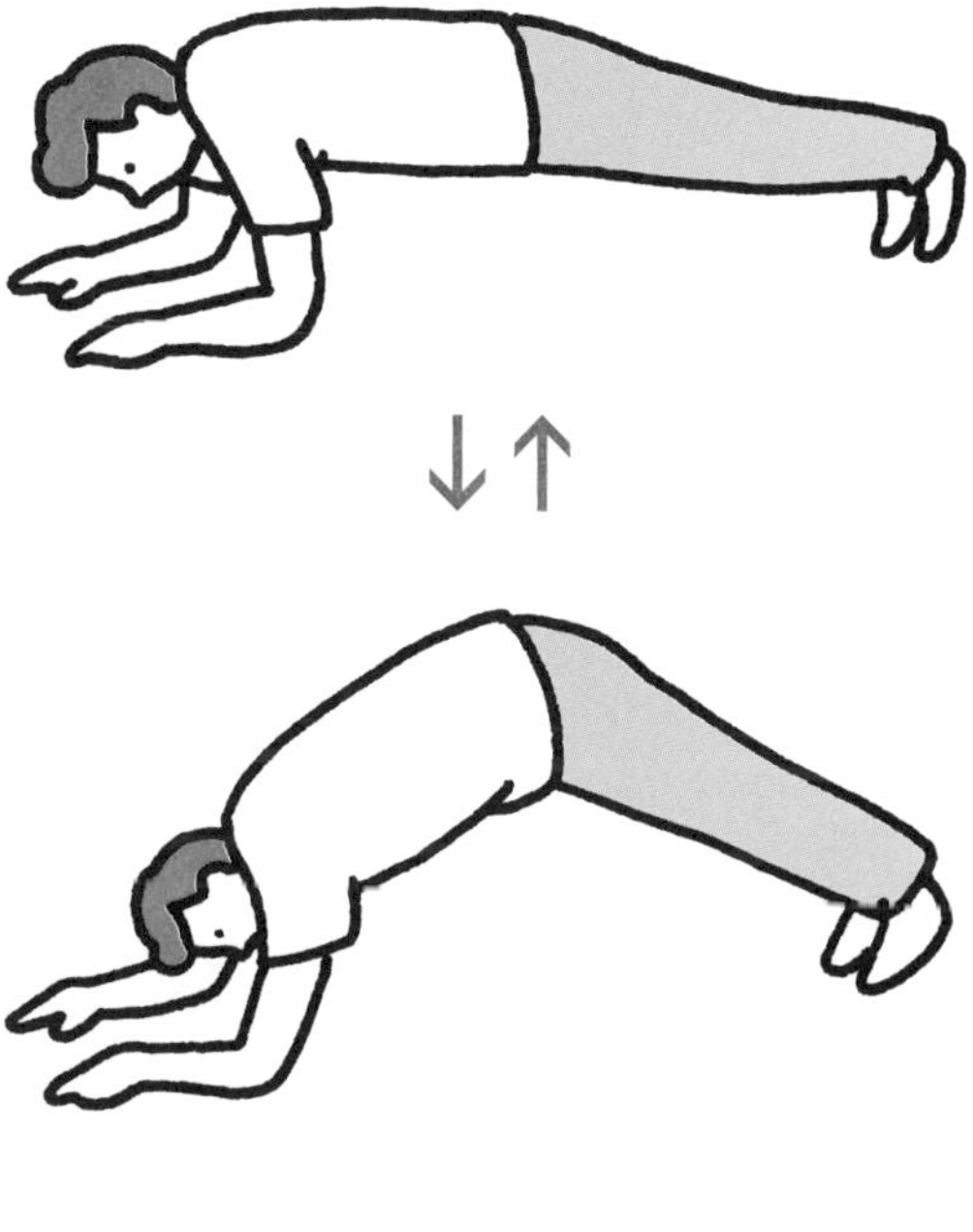

プランクのポジションをとる。腕の位置、つま先の位置はキープしたまま、臀部を天井方向に引き上げ、元に戻る。

おわりに　～「動ける体」が人生を豊かにする

僕の空手の師である大山倍達総裁は、極真空手の創始者。マンガ『空手バカ一代』のモデルとなった人で、日本に空手ブームを巻き起こした人でもあります。

僕の内弟子時代、総裁が指導する極真会館総本部の稽古は独特なものでした。他の支部では、初心者にはしっかり基本を教えるものの、選手になると試合に勝つための練習に比重が置かれ、試合のルールに沿ったテクニックを学ぶことが多かったようです。

しかし、総裁の指導はとにかく基本の反復でした。その場に立ったままでの突きと蹴り、前進しながら打撃を繰り出す移動稽古。これをひたすら繰り返していました。内弟子になってからしばらくの間は、型の稽古に費やす時間も長かったことを覚えています。体に正しい動きを覚え込ませる。後になって気づいたのですが、これはクロスフィットの考え方にとても似ています。

総裁自身、若い頃からさまざまなトレーニングをしていたようです。今でこそ、アスリートがバーベルを使ったウェイトトレーニングをすることが当たり前になっていますが、まだまだ一般的ではなかった時代に、総裁はいち早く取り入れていました。山籠《やまごも》りの修業をした際は、木々を相手に稽古し、手足の指を鍛えその連動を高めるために木登りをしていたとも聞きます。とても頭のよい方でしたから、体を自由に動かせるようになることが強さにつながることをわかっていたのでしょう。

腕立て伏せ、懸垂、逆立ちのトレーニングにも総裁独自のやり方がありました。最初は手の5本の指をしっかりと使うのですが、それを4本、3本、2本と減らし、最終的には指1本でできるまでトレーニングをしていたというのだから驚きます。

僕が内弟子をしていた頃、昇段のテストの中に、逆立ち歩きがありました。稽古中に逆立ちのやり方を教えてくれることはなかったのですが、体を思い通りに操れるようになることが大切だという教えだったのだと思います。ほかには、天井からぶら下げたボールに、ジャンプして後ろ回し蹴りをする、二段蹴りをするなんていう動作もありました。

内弟子時代、総裁から課されることは空手の上達に必要なのだと、ただただ必死に稽古をしているだけでした。けれど、本書を書くにあたってあらためて思い起こし、気づいたのは、そこで大切にされていたのは「動ける体」になることだったのだ、ということです。どんな競技も、追求していくと、「体を正しく動かせることが大切」という原点にたどり着くのかもしれません。自分が人生で追い求めてきたことの不思議なつながりを感じずにはいられません。

生涯フィットネスを楽しみ、生涯勉強を続ける

2008年にファイターを引退した後に出合ったクロスフィットは、まさに僕の人生を変えてくれました。「動ける体」を作るためのフィットネスはとても刺激的で、14歳で空手を始めたときと同じように夢中になりました。いわゆる第二の人生をクロスフィットジムのオーナー兼トレーナーとして過ごせているのは、幸せだと思っています。

本書でも何度か触れてきましたが、僕は120歳まで健康でいること、フィットネスを楽しみ続けることを目標にしています。そのために、トレーニングだけでなく、食事や睡

眠、病気やメンタルなど、人間の心と体に関係するあらゆることを日々学んでいます。まだまだ解き明かされていないことも多く、情報もアップデートされ続けています。正しい知識は目標達成に欠かせないものである以上、僕は生涯勉強を続けることになるのでしょう。「動ける体」の追求も、生涯続けることになるでしょう。

みなさんがフィットネスの楽しさを知って、健康であり続けることを願っています。そして、本書が少しでもその手助けとなれたなら、とても嬉しく思います。

2020年秋　　ニコラス・ペタス

ニコラス・ペタス

1973年生まれ、デンマーク出身。「リーボック クロスフィット ハート&ビューティ 西麻布」オーナー&マスタートレーナー。
空手修行のために17歳で単身来日。1991年、極真会館総裁・大山倍達の最後の内弟子となる。1998年よりK－1に参戦し、2001年、K－1日本GPで優勝。「青い目のサムライ」と称される。現在は、クロスフィットジムのオーナー兼トレーナーとして、10代から70代までのクライアントを日々指導する。また、TV・ラジオ出演、講演など、その活動の場は多岐にわたる。エクセリング所属。

装　丁　渡邊民人（TYPEFACE）
本文デザイン　吉名　昌（はんぺんデザイン）
イラスト　加納徳博
写真&動画撮影　山本　遼
構　成　神津文人
協　力　エクセリング（http://excelling.co.jp/）

50代《だい》から始《はじ》めても大丈夫《だいじょうぶ》!

100歳《さい》まで動《うご》ける体《からだ》

2020年10月20日　第1刷発行

著　者　ニコラス・ペタス
発行者　渡瀬昌彦
発行所　株式会社講談社
〒112-8001 東京都文京区音羽2-12-21
電話　03-5395-3606（販売）　03-5395-3615（業務）
編　集　株式会社講談社エディトリアル
代表　堺　公江
〒112-0013 東京都文京区音羽1-17-18 護国寺SIAビル6F
電話　03-5319-2171
印刷所　株式会社新藤慶昌堂
製本所　株式会社国宝社

 159p 19cm
ISBN978-4-06-521029-1